TABELA *de* CALORIAS

Neil Stevens

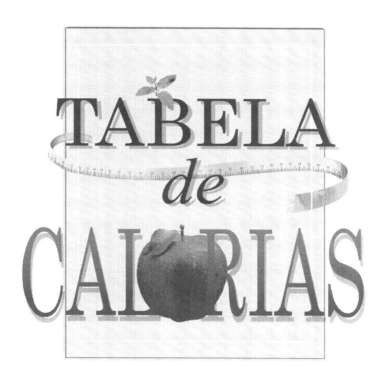

© Publicado em 2003 pela Editora Isis.
Título original: Tabla de Calorías
© Celestial Connection, Inc.

Tradução: Vani Inge Burg
Diagramação: Décio Lopes
Capa: Equipe Isis

DADOS DE CATALOGAÇÃO DA PUBLICAÇÃO

Stevens, Neil
Tabela de Calorias/Neil Stevens | 3ª edição | São Paulo,
SP | Editora Isis, 2013.

ISBN: 85-88886-09-X

1. Saúde 2. Nutrição I. Título.

Proibida a reprodução total ou parcial desta obra, de qualquer forma ou por qualquer meio seja eletrônico ou mecânico, inclusive por meio de processos xerográficos, incluindo ainda o uso da internet sem a permissão expressa da Editora Isis, na pessoa de seu editor (Lei nº 9.610, de 19.02.1998).

Direitos exclusivos reservados para Editora Isis

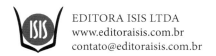

Introdução

Quando se fala no problema de obesidade, a nutrição está longe de ser uma ciência exata. As diversas teorias existentes contradizem-se entre elas com tal veracidade que inclusive para a pessoa melhor informada fica difícil ter uma idéia clara a respeito desse assunto. Entretanto, salvo casos realmente excepcionais, todo o excesso de peso ou, melhor dizendo, de gordura, é simplesmente o resultado de um desequilibro entre a quantidade de calorias ingeridas e as calorias realmente gastas. As causas remotas deste desequilibro podem ser muitas e as mais variadas, mas a obesidade é sempre gerada por essa energia extra que ingerimos, muitas vezes sem perceber, e que o corpo armazena em forma de gordura, precisamente nos lugares que menos gostaríamos.

Em nosso corpo, os efeitos das calorias procedentes dos diversos tipos de alimentos não são idênticos e nem tampouco todos os organismos assimilam do mesmo modo os diferentes nutrientes. Algumas pessoas devem ter maior cuidado com as gorduras ou com algumas delas, enquanto que em outras o problema será um excesso de certos carboidratos. Nenhum regime nem dieta são válidos para todo o mundo, mas em todos os casos será necessário conhecer o conteúdo nutritivo dos alimentos que consumimos. Como sempre, o importante é o equilíbrio. Numa alimentação equilibrada as gorduras devem representar menos de 15% do total dos alimentos ingeridos. Outros alimento que causam muitos problemas – não só de obesidade, mas também de doenças – são os que contem carboidratos de absorção rápida (açúcares). Reduzir o açúcar na dieta de quem tem problemas de peso é geralmente uma providencia necessária.

De acordo com a pirâmide alimentar, as carnes e os peixes devem somar menos de 10% do total das calorias consumidas, o mesmo vale para o leite e seus derivados. A fruta deve somar menos de un 15% do total e as verduras entre 15% e 25%. O restante, entre 40% e 45%, deverá ser de cereais (preferentemente integrais). Neste grupo se inclui o pão, o arroz, as massas e todos os derivados de cereais. Toda dieta que não observar este esquema, após um certo tempo, poderá gerar problemas de peso e até de algumas doenças graves.

Felizmente, cada vez mais pessoas são conscientes da importância que a nutrição tem, não somente para manter a forma e o bom aspecto físico, mas também muito especialmente para conservar a saúde. O conteúdo nutritivo dos diversos alimentos é uma informação vital que deveria estar à disposição de todos. O presente livro mostra a porção energética das gorduras, proteínas, carboidratos, sódio, colesterol e fibra de mais de mil e quinhentos alimentos diferentes, permitindo ao leitor conhecer, com notável precisão, o conteúdo nutritivo de cada uma de suas comidas e, por fim, de sua alimentação diária.

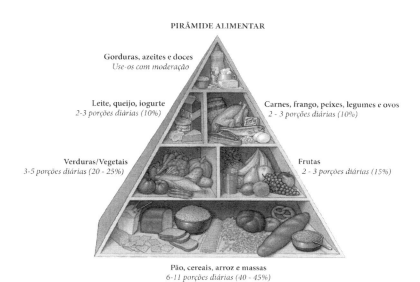

Considera-se que um adulto necessita ingerir diariamente 2.100 calorias se o seu modo de vida é sedentário, 2.500 se desenvolve uma atividade física moderada e de 3.000 a 3.500 se seu trabalho físico é intenso. O consumo energético das mulheres é um pouco menor, a menos que estejam grávidas, necessitando, aproximadamente 1.800, 2.000 e 2.200 calorias diárias, de acordo com o trabalho físico que exercem.

8 | *Tabela de Calorias*

Toda a dieta ou regime deverá vir acompanhado de um programa de exercício físico, o qual, independentemente dos demais benefícios que exercem no corpo, ajudará a aumentar o consumo de calorias e contribuirá para restabelecer o equilíbrio. O exercício mais simples, mais natural e mais benéfico para o ser humano é caminhar. Andando, consumen-se quase 100 calorias por hora, mas se andare com certa rapidez, em uma hora de caminhada, pode-se eliminar até 400calorias.

A informação exposta nestas tabelas procede, principalmente, do Departamento de Agricultura dos Estados Unidos da América do Norte, assim como de alguns analistas europeus e brasileiros. Ao realizar qualquer cálculo, é importante ter em mente que todo o produto natural apresentará sempre pequenas variações em sua composição devido a sua espécie, ao grau de amadurecimento, ao clima e à região geográfica de procedência; por isso, estes dados podem mostrar alguma diferença com o conteúdo real de certos alimentos, mas assim mesmo esta, usualmente, será mínima.

Salvo em casos que expressamente indiquem outra quantidade, os valores refletidos correspondem a 100 gramas de alimentos ou a 100 mililitros, quando se tratar de bebidas.

As proteínas estão expressadas em gramas, assim como os carboidratos, as gorduras e as fibras, enquanto que o colesterol e o sódio em miligramas.

No final do livro incluimos as tabelas com o peso considerado ideal para homens e mulheres, levando em consideração sua altura em centímetros e o tipo de sua estrutura óssea.

Meu maior desejo, quando entreguei estas tabelas ao editor, é que sejam de grande utilidade para toda a pessoa que inicie a emocionante aventura de estar mais consciente dos alimentos que ingere, não somente em quantidade, mas também em qualidade e que ajudem a conservar ou recuperar a saúde, a forma física e o equilíbrio integral como ser humano.

Neil Stevens
Setembro, 2003

Abreviaturas

Cal.	Calorias por quilo
Cal./g	Calorias contidas nas gorduras
Carb.	Carboidratos
Col.	Colesterol
Fibr.	Fibras
Gr.	Gorduras
G./sat.	Gorduras saturadas
nd	Dado não disponível
Prot.	Proteínas
Sód.	Sódio

Alimentos (100 gramas)	Cal. (kcal.)	Prot. (grs.)	Carb. (grs.)	Gord. (grs.)	Coles (mgrs)	Sódio (mgrs)	Fibra (grs.)
Abacate	150	1,8	6	15	0	10	2,4
Abacate Guatemala	167	1,7	6,4	16	0	9	2,4
Abacate roxo	96	1,4	2,8	8,8	0	8	2,3
Abacaxi natural	45	0,5	11,5	0	0	1,1	3,6
Abacaxi em calda	80	0,3	21	0	0	0,7	3,6
Abiu	95	0,4	22	0,2	nd	nd	nd
Abóbora	15	0,6	2,2	0	0	1,6	0,5
brotos	17	0,6	2,2	3,2	nd	nd	0,7
Abóbora chila	15	1,2	2,4	1,2	0	nd	8,8
Abóbora cozida	40	0,8	2,4	0	0	1,8	0,6
Abóbora doce	50	0,9	8,6	0,4	nd	nd	0,7
Abóbora moranga	19	0,6	2,2	0,2	0	3	0,5
Abóbora, folhas	18	1,4	2,6	0,2	0	0	nd
Abobrinha verde	15	0,8	2,4	0,2	0	1,8	0,5
Abobrinha verde enlatada	60	10	1,8	0,2	0	100	0,4
Abobrinha cozida	56	2	11	0,40	0	nd	nd
Abobrinha refogada	103	2,07	11,48	5,41	0	nd	nd
Abricó natural	50	1,5	10	0,4	0	4	2,2
em conserva	75	0,5	18	0,3	0	1,5	2
seco	237	3,7	62	0	0	0	1,6
Açafrão (1 colher de chá))	2,1	0,1	0,4	0	0	1	nd
Açai	247	0,4	37	12	nd	nd	17
suco	182	0,4	37	nd	nd	nd	nd
Açúcar refinado	375	0	99,5	0	0	0	0
Açúcar mascavo	370	1,4	94	0	0	24	0
Acafroeira	49	2,6	9,6	0,1	0	nd	nd
Acará cru (peixe)	101	19,7	0	1,9	0	nd	0
salgado	334	54	0	11,3	0	nd	0
Acarajé	278	13	22	16	nd	nd	2
Acari (peixe) cru	98	7,8	0	2,6	nd	nd	0
Acelga ao natural	29	0,3	0,7	0,1	0	38	5,3
fervida	18	1,7	3,6	0,1	0	158	6,8
Acerola	18	0	1	0	0	nd	nd

12 | *Tabela de Calorias*

Alimentos (100 gramas)	Cal. (kcal.)	Prot. (grs.)	Carb. (grs.)	Gord. (grs.)	Coles (mgrs)	Sódio (mgrs)	Fibra (grs.)
suco	22	0	6	0	0	nd	nd
Adoçante de fructose (3 gr)	11	0	n/d	0	0	0	0
Agar-agar natural	25	0,7	6,7	0	0	10,5	0,3
seco	306	6,3	81	0,3	0	102	7,8
Agrião	20	5	5	0	0	0	35
refogado	75	2,87	3,78	5,41	0	0	32
Água	0	0	0	0	0	0	0
Água tônica	34	0	8,8	0	0	4	0
Água tônica diet	22	0	8	0	0	3	0
Água de coco	25	1	6	nd	0	nd	nd
Aguapé	5	0,9	0,1	nd	nd	nd	nd
Aguardente de cana	230	0	26	0	0	3	0
Agulha (peixe)							
crua	89	16	0	2,1	nd	nd	0
frita	114	16	0	8,7	nd	nd	0
Aipim ou mandioca	130	1,3	30	0	nd	nd	1,3
Aipim cozido	119	1	29	0	nd	nd	1
Aipim frito	300	1,2	44,5	12	nd	nd	1
Aipim follhas	21,6	1,3	6,2	nd	nd	nd	0,8
Aipo	21	1	4	0	0	96	1
Aipo enlatado	9	1	2	0,15	0	5000	1
Aipo cozido	27	0,9	5,9	0,2	0	61	1,2
Aipo (folhas)	21	20,4	71,6	0	0	40	2,3
Aipo (talos)	20	0,4	8	0,4	nd	nd	1
Alcachofra natural	30	2	5	0,1	0	65	3
enlatada	40	2,9	9	0,1	0	110	6
coração	16	2,2	7,6	0,1	nd	nd	5
Alcaparras (enlatadas)	12	2,3	4,8	0,8	0	2964	3,2
Alfavaca seca	251	14,3	60	3,9	0	34	40
1 colher de chá	3,5	0,2	0,8	nd	0	0,4	0,4
fresca	27	254	4,3	0,6	0	4	3,9
Alface	14	1,5	1,4	0,3	0	10	1,1
Alface francesa	15	1,4	1,4	0,4	0	10	1,2

Alimentos (100 gramas)	Cal. (kcal.)	Prot. (grs.)	Carb. (grs.)	Gord. (grs.)	Coles (mgrs)	Sódio (mgrs)	Fibra (grs.)
Alface romana	16	0,3	1,1	0,6	0	9	1,2
Alfafa germinada	30	4	4	0,5	0	5	2
Alga com molho de soja	43	3	7	0	nd	nd	nd
Alga crua	38	1	8	0	nd	nd	nd
Alho	150	6	33	0,3	0	17	1
pó de alho	332	16,8	72	0,7	0	26	9,9
Alho porro	43	2,2	69	0,8	nd	nd	7
Almecega	46	1,6	9,7	0,1	nd	nd	nd
Almeirão	28	nd	nd	nd	nd	nd	nd
Almondega de bacalhau	185	16	10	9	nd	nd	0
Almondega de carne	300	15	10	23	125	2000	0,2
All-Bran (cereais)	200	8	35	1	0	50	9
Alpiste	235	16,6	37,5	3,5	0	nd	nd
Amaranto	374	14,5	66,3	6,3	0	21	15,1
Ambrosia	520	nd	nd	nd	nd	nd	nd
Ameixa	44	0,6	11	0,1	0	0,8	3
em calda	235	0,4	13	0	0	25	2
seca	160	2,3	40	0,4	0	6	16
passa	292	2,3	69	0,6	0	nd	nd
ameixa amarela	89	1	20	0,5	0	5	3
ameixa branca	63	0,7	15	0,1	0	6	3,3
ameixa da pérsia	56	0,6	13	0,2	0	6,2	3.1
ameixa de Madagascar	57	0,2	11	0,4	0	5,8	3
ameixa do Pará	43	1,4	9,5	0,5	0	6,2	3,7
ameixa de Porto Natal	59	0,5	12	1	0	7	3
ameixa preta	43	0,4	10,1	0,1	0	6,5	3,1
ameixa Rainha Cláudia	58	0,6	13,6	0,2	0	nd	nd
ameixa vermelha	54	0,1	13,5	0,1	0	6,3	3,6
Amêndoas							
torradas com açúcar	606	18,7	27,9	49,9	0	130	7
torradas com sal	590	19	25	54	0	780	12
torrafas sem sal	587	16,3	24,1	51,6	0	11	12
secas com pele	589	19,9	20,4	52,2	0	11	10,9

14 | Tabela de Calorias

Alimentos (100 gramas)	Cal. (kcal.)	Prot. (grs.)	Carb. (grs.)	Gord. (grs.)	Coles (mgrs)	Sódio (mgrs)	Fibra (grs.)
secas sem pele	586	20,4	18,5	52,5	0	10	6,7
Amendoim ao natural	567	25,8	16,1	49,2	0	18	8,5
cozidos com sal	318	13,5	21,2	22	0	751	8,8
caramelizados	446	10	22	22	0	8	7
cobertos de chocolate	513	17,3	48,7	38,5	9	502	6,1
torrados no azeite e sal	481	26,3	18,9	49,3	0	433	9,2
torrados, secos							
com sal	585	23,6	21,5	49,6	0	813	8
torrados com azeite, sem sal	581	26,3	18,9	49,3	0	6	6,9
torrados secos, sem sal	585	23,8	21,5	49,6	0	6	8
creme de amendoim	585	15,9	13,6	71	0	nd	nd
Amido de biru manso	353	0,2	88	0,1	nd	nd	nd
Amido de arroz	351	0,5	87	0,2	nd	nd	nd
Amido de milho	328	9,7	71	0,6	0	0	3
Amora	56	7,1	10,2	0,9	0	3,5	6
em calda	82	1	19	0	0	nd	5
Ançarinha	40	0	2,1	3,5	nd	nd	nd
Anchovas							
ao natural	130	20,5	0	5	nd	103	0
enlatadas no azeite	211	28,9	0	9,8	nd	3668	0
à milanesa	210	nd	nd	nd	nd	nd	0
assadas ou grelhadas	160	20	0	4	nd	nd	0
Angu de milho	120	3	30	1	0	nd	0
Anguílula (peixe)	300	12	0	28	0	nd	0
Araçá	62	2	14	6	nd	nd	5
Araruta, tubérculo	97	1,5	21,7	0,5	nd	nd	nd
Arenques							
curtidos	218	20,4	0	15	nd	nd	0
defumados	214	23	0	13,5	nd	nd	0
frescos	160	18	0,5	9	60	120	0
salgados	200	21	0	13	82	4000	0
Arobom	390	3,5	90	0,5	nd	nd	nd
em pó	281	3,5	65	0,5	nd	nd	nd

Alimentos (100 gramas)	Cal. (kcal.)	Prot. (grs.)	Carb. (grs.)	Gord. (grs.)	Coles (mgrs)	Sódio (mgrs)	Fibra (grs.)
Arraia	90	19	9	1	nd	nd	nd
Arroz							
branco cru	360	7	85	1	0	14	0,2
arroz cozido	110	2	25,4	0,1	0	nd	nd
integral cru	358	7,3	77	2,3	0	nd	nd
integral cozido	110	2	67	1,8	0	nd	nd
integral Ráris cru	340	1,8	68	1,9	0	nd	nd
agulha integral	350	8,6	75	1,9	0	8	3,4
arroz Carolina	350	7,6	76	1,4	0	nd	nd
arroz de maio brunido	346	6,8	79	0,3	0	nd	nd
arroz de maio integral	352	7,7	75	2,1	0	nd	nd
arroz do Japão	356	7	78	1,4	0	nd	nd
arroz miúdo do Peru	365	12	68	5	0	nd	nd
arroz Moçambique brunido	346	8,4	77	0,4	0	nd	nd
arroz Moçambique integral	355	9,6	75	1,8	0	nd	nd
arroz pardo	351	18,2	75	1,9	0	nd	nd
arroz selvagem	298	13,6	60	0,5	0	nd	nd
farinha de arroz	361	7,4	79	0,6	0	6,2	0,2
flocos de arroz	348	7,8	79	0,1	0	nd	nd
gérmen de arroz	153	10,6	0	12,3	0	nd	nd
arroz polido cru	364	7,2	79,7	0,6	0	nd	nd
arroz polido cozido	167	2,3	32	0,5	0	nd	nd
Arroz com leite (doce)	122	3,3	20,9	2,8	11	109	0,1
Aspargos	14	1,3	2,5	0,1	0	1	1
em conserva	20	2,2	5,3	0	0	450	1
cozidos	24	2,6	4,2	0,3	0	11	1,6
Aspartame	0	0	0	0	0	0	0
Ata	60	3	12	nd	nd	nd	nd
Atum							
no azeite	280	24	0	21	70	700	0
na água	127	25,5	0	0,8	30	338	0
em escabeche	170	15	0	14	70	700	0
enlatado no azeite	260	33	0	15	7	700	0

16 | *Tabela de Calorias*

Alimentos (100 gramas)	Cal. (kcal.)	Prot. (grs.)	Carb. (grs.)	Gord. (grs.)	Coles (mgrs)	Sódio (mgrs)	Fibra (grs.)
fresco	200	23	0	12	70	100	0
Aveia							
integral	388	17	66,3	7	0	3,5	nd
flocos	420	20	75	9	0	0	15
Avelãs							
naturais sem pele	570	14	5,3	55	0	12	10
torradas, com sal	662	10,1	17,9	66,3	0	780	6,4
Azedinha							
natural	25	2,1	3,4	0,3	nd	nd	nd
cozida	20	2	3,5	0,3	nd	nd	nd
crespa	24	1,8	3,5	0,3	nd	nd	nd
da horta	27	2,4	3,4	0,4	nd	nd	nd
Azeite de dendê	880	0	0	100	nd	nd	nd
Azeite de Oliva	884	0	0	99,8	0	0	0
Azeitonas							
pretas	294	2	4	30	0	nd	nd
pretas (unidade)	12	-	-	-	-	-	-
verdes	120	1,4	0	127	0	nd	nd
verdes (unidade)	5	-	-	-	-	-	-
pretas italianas	115	0,8	6,2	10,7	0	872	3,2
Babaçu	313	4	13	30	nd	nd	nd
Bacaba	212	3,1	19,8	6,6	nd	nd	nd
Bacalhau							
em lata	105	22,7	0	0,9	55	219	0
fresco	64	14	0	0,5	50	90	0
salgado	140	31	0	0,5	70	4300	0
Bacardi, coquetel	150	0	6	0	0	0	0
Bacon	670	10	0	70	100	520	0
Bacuri	125	1,8	25	2	nd	nd	nd
Badejo	76	17	0	0,7	50	67	0
cozido	130	7,3	0	2,6	nd	nd	0
Baga da praia	53	0,8	11,6	0,4	nd	nd	nd
Bagre cru (peixe)	178	18,9	0	11,4	58	43	0

Alimentos (100 gramas)	Cal. (kcal.)	Prot. (grs.)	Carb. (grs.)	Gord. (grs.)	Coles (mgrs)	Sódio (mgrs)	Fibra (grs.)
seco ao sol	311	30	0	20	56	230	0
Baiacu cru (peixe)	90	20,2	0	0,7	nd	nd	nd
Balas (unidade)							
ovo caramelizada	58	-	-	-	-	-	-
caramelo ao leite	21	-	-	-	-	-	-
car. de choc. Nestlé	20	-	-	-	-	-	-
car. de coco Nestlé	20	-	-	-	-	-	-
cerejas Suchard	7	-	-	-	-	-	-
chiclete Ping Pong	19	-	-	-	-	-	-
chiclete Plets	5	-	-	-	-	-	-
chiclete Ploc	19	-	-	-	-	-	-
chiclete Trident	6	-	-	-	-	-	-
de leite Copenhagen	36	-	-	-	-	-	-
Delicado	11	-	-	-	-	-	-
Delicado Suchard	6	-	-	-	-	-	-
Fantasia	19	-	-	-	-	-	-
Fruit Bear	13	-	-	-	-	-	-
Frumelo Lacta	19	-	-	-	-	-	-
Frutas Copenhagen	32	-	-	-	-	-	-
Frutelo grande	19	-	-	-	-	-	-
Frutelo pequeno	15	-	-	-	-	-	-
frutinhas de goma	17	-	-	-	-	-	-
gergelim	18	-	-	-	-	-	-
goma grande	28	-	-	-	-	-	-
goma light Misura	2	-	-	-	-	-	-
goma média	18	-	-	-	-	-	-
goma pequena	12	-	-	-	-	-	-
Halls	19	-	-	-	-	-	-
Halls diet	8	-	-	-	-	-	-
J. Eggs Suchard	18	-	-	-	-	-	-
Jelly sweet	10	-	-	-	-	-	-
Jujuba Suchard	5	-	-	-	-	-	-
Kid's hortelã	9	-	-	-	-	-	-

18 | Tabela de Calorias

Alimentos (100 gramas)	Cal. (kcal.)	Prot. (grs.)	Carb. (grs.)	Gord. (grs.)	Coles (mgrs)	Sódio (mgrs)	Fibra (grs.)
Kid´s leite	28	-	-	-	-	-	-
Marshmellow	22	-	-	-	-	-	-
Mentex	15	-	-	-	-	-	-
Minus diet cer. Adocyl	4	-	-	-	-	-	-
Minus diet uva Adocyl	4	-	-	-	-	-	-
nó de goma	18	-	-	-	-	-	-
paulistinha	12	-	-	-	-	-	-
recheada Lacta	27	-	-	-	-	-	-
soft	20	-	-	-	-	-	-
Splum diet	1	-	-	-	-	-	-
Baleia							
carne magra crua	111	23	0	2,2	nd	nd	0
carne salgada	160	24,4	0	6,2	nd	nd	0
Bambu, brotos	35,4	2,3	6,1	0,2	0	5	2
Banana							
Banana assada	140	1	38	0	10	nd	1,8
Banana desidratada	87	1	22	0,5	0	1	2
Banana d´água (nanica)	90	1,3	21	0	7	24	1,6
Banana nanica à milanesa	308	nd	nd	nd	nd	nd	nd
Banana nanica frita	295	nd	nd	nd	nd	nd	1,6
Banana da terra	105	2,2	26,6	0,2	nd	nd	nd
Banana da terra frita	315	nd	nd	nd	nd	nd	nd
Banana maçã	100	1,4	23	0	7	50	nd
Banana maçã frita	325	nd	nd	nd	nd	nd	nd
Banana marmelo	105	nd	nd	nd	nd	nd	nd
Banana marmelo frita	315	nd	nd	nd	nd	nd	nd
Banana ouro crua	125	3	30	0	8	50	nd
Banana ouro frita	476	nd	nd	nd	nd	nd	nd
Banana prata crua	90	2	22	0	8	2	nd
Banana prata frita	294	2	23	13	7	3	nd
Bananada	289	3	30	8	5	27	1,5
Banha de galinha	626	0,3	0	99,7	nd	nd	nd
Banha de porco industrializada	900	nd	nd	99,9	nd	nd	0

Alimentos (100 gramas)	Cal. (kcal.)	Prot. (grs.)	Carb. (grs.)	Gord. (grs.)	Coles (mgrs)	Sódio (mgrs)	Fibra (grs.)
Banha Sadia	890	nd	nd	99,5	nd	nd	0
Barbudo (peixe)	87	19,8	0	0,3	nd	nd	0
Bardana							
raiz ao natural	72	1,5	17,3	0,2	0	5	3,3
raiz cozida sem sal	88	2,1	21,1	0,2	0	4	1,8
raiz cozida com sal	88	2,1	21,1	0,2	0	240	1,8
Batata							
crua	79	2,5	18	0,2	0	6,5	2
assada	110	2,6	29,4	0,7	0	8,6	2,5
cozida	65	1,7	15,4	0,3	0	255	1,5
cozida coberta com queijo	151	6,2	14,8	8,6	10	325	1,7
fritas comerciais	453	6,8	66,8	19,5	0	1100	1
fritas desidratadas	551	7	50,6	37	4	755	3,3
baroa o mandioquinha	126	2	30	0	-	62	-
batata inglesa	80	1,2	16	0	2	42	1
batata inglesa cozida	110	2	26	2	0	0	nd
batata inglesa frita	275	4,5	37	13	0	nd	1
tipo pringles, frita	575	6	43	45	nd	nd	nd
batata japonesa	84	2,8	18	0,1	0	nd	nd
Batata doce natural	91	1,2	21,5	0,2	0	41	1,4
em conserva	98	1,7	26	0,5	0	1800	1
cozida com pele	103	1,7	24,2	0,3	0	13	1,8
cozida sem pele	105	1,6	24,2	0,3	0	13	1,8
congelada sem preparar	96	1,7	22,2	0,2	0	6	1,7
frita	320	2,4	58	14	-	-	2
batata doce, folhas	49	4,6	10	0,2	0	nd	nd
Batidas	252	1	18	1	0	nd	0
Baunilha, extrato	288	0,6	12,6	0,6	0	9	0
Beiju	400	2	100	1	nd	nd	2
Beijupirá (peixe)	131	26,2	0	2,1	nd	nd	0
Beldroega	20	1,6	0,4	2,5	nd	nd	nd
Benedictine (licor)	264	0	7	0	0	0	0

20 | *Tabela de Calorias*

Alimentos (100 gramas)	Cal. (kcal.)	Prot. (grs.)	Carb. (grs.)	Gord. (grs.)	Coles (mgrs)	Sódio (mgrs)	Fibra (grs.)
Beringela							
natural	23	1,2	4	0,3	0	8	3
enlatada	13	1,1	3	0,2	0	180	2
ensopada	69	4,7	0,6	5,2	0	nd	2
frita	218	1,2	7,6	20,4	0	nd	1,8
Bertalha	19	1,6	0,3	3,5	0	nd	nd
refogada	93	3,3	7,5	5,6	0	nd	nd
Beterraba							
natural	43	1,6	9,4	1,8	0	78	3,1
cozida	44	1,6	9,9	1,8	0	77	2,1
enlatada sem têmpero	28	0,8	6,5	0,7	0	252	1,2
enlatada com têmpero	65	0,8	16,2	0,1	0	264	1,2
enlatada sem molho	31	0,9	7,1	0,1	0	194	1,7
folhas, naturais	18	1,8	3,9	0,1	0	201	3,7
Besugo (peixe)	86	17	0	2	60	120	0
Bicarbonato (1 colher)	0	0	0	0	0	820	0
Bicuda (peixe)	101	20,5	0	1,5	nd	nd	0
Biquara (peixe)	104	19,6	0	2,3	nd	nd	0
Biru manso (amido)	353	0,2	88	0,1	nd	nd	nd
Biscoito de							
chocolate com recheio	540	0	70	28	nd	240	nd
chocolate, diet	480	0	60	20	nd	260	nd
de côco	420	0	200	40	nd	800	nd
de granola	480	7	60	14	nd	240	nd
de queijo	350	6	33	18	nd	230	nd
dietético	410	nd	70	18	nd	210	nd
doce	420	10	70	10	nd	250	0
integral	400	6	65	4	nd	130	1
Biscoitos variados (unidade)							
água e sal Bela Vista	29	-	-	-	-	-	-
água e sal Crockers	27	-	-	-	-	-	-
água e sal São Luiz	32	-	-	-	-	-	-
água e sal Tostines	32	-	-	-	-	-	-

Alimentos (100 gramas)	Cal. (kcal.)	Prot. (grs.)	Carb. (grs.)	Gord. (grs.)	Coles (mgrs)	Sódio (mgrs)	Fibra (grs.)
água Tostines	32	-	-	-	-	-	-
áveia e mel São Luiz	39	-	-	-	-	-	-
ávena Cookie Nabisco	55	-	-	-	-	-	-
bacon Tostines	5	-	-	-	-	-	-
de canela 10 grs.	29	-	-	-	-	-	-
de fubá 10 grs.	10	-	-	-	-	-	-
de gengibre, 10 grs	18	-	-	-	-	-	-
biscoito de limão e mel, 20 grs	52	-	-	-	-	-	-
de polvilho 10 grs.	14	-	-	-	-	-	-
de ricota 20 grs	77	-	-	-	-	-	-
biskui Bauducco	10	-	-	-	-	-	-
Bomgiorno leite Baud.	24	-	-	-	-	-	-
Calipso Tostitnes	44	-	-	-	-	-	-
Carícia Tostines	30	-	-	-	-	-	-
Champanhe	44	-	-	-	-	-	-
Champanhe Bauducco	43	-	-	-	-	-	-
Chipits Cal. Nabisco	20	-	-	-	-	-	-
Chipits pizza Nabisco	21	-	-	-	-	-	-
Chocolícia Nabisco	71	-	-	-	-	-	-
Club Cracker Tostines	11	-	-	-	-	-	-
coco Todeschini	39	-	-	-	-	-	-
coco São Luiz	30	-	-	-	-	-	-
cream Cracker Panco	25	-	-	-	-	-	-
deloba c/ Geléia	40	-	-	-	-	-	-
Inglês Bauducco	39	-	-	-	-	-	-
Itsal Todeschini	11	-	-	-	-	-	-
Maria Crockers	29	-	-	-	-	-	-
Maria Todeschini	18	-	-	-	-	-	-
Maria Tostines	26	-	-	-	-	-	-
Maria vit. São Luiz	25	-	-	-	-	-	-
Passatempo São Luiz	28	-	-	-	-	-	-
Premium ch. Bauducco	20	-	-	-	-	-	-
Salgado Tostines	32	-	-	-	-	-	-

22 | Tabela de Calorias

Alimentos (100 gramas)	Cal. (kcal.)	Prot. (grs.)	Carb. (grs.)	Gord. (grs.)	Coles (mgrs)	Sódio (mgrs)	Fibra (grs.)
Sal-Tic Tostines	6	-	-	-	-	-	-
Saltines Tostines	27	-	-	-	-	-	-
Wafeletten	34	-	-	-	-	-	-
Wafer choc. Bauducco	40	-	-	-	-	-	-
Wafer choc. São Luiz	51	-	-	-	-	-	-
Wafer choc. Todeschini	40	-	-	-	-	-	-
Wafer morango S. Luiz	48	-	-	-	-	-	-
Wafer nozes Bauducco	43	-	-	-	-	-	-
Xineque Todeschini	10	-	-	-	-	-	-
Bloody Mary	120	0	4	0	0	0	0
Blueberry							
naturais	37	0,5	9,2	0,3	0	17	3,4
enlatados	40	1,5	9	0,5	0	17	8
Bodião (peixe)	353	0,2	0,1	88	nd	nd	0
Boi							
carne seca	165	29,1	1,5	3,9	43	3471	0
bisteca com gordura, crua	283	17,7	0	23	71	48	0
bisteca com gordura, frita	291	25,2	0	20	86	59	0
bisteca com godura, assada	332	23,6	0	35,6	86	56	0
bisteca sem gordura, crua	160	20,7	0	7,9	62	54	0
bisteca sem gordura, frita	211	28,2	0	10	84	63	0
bisteca sem gordura, assada	222	27,7	0	11,4	84	61	0
bisteca de 1ª, sem gordura, crua	169	20,7	0	8,8	62	54	0
bisteca de 1ª, sem gordura, frita	232	28,2	0	12,3	84	63	0
bisteca de 1ª, sem gordura, assada	255	27	0	15,2	86	59	0
filé mignon comum c/ 6 mm de gordura, cru	217	19,2	0	15	67	53	0
filé mignon comum c/ 6 mm de gordura, cozido	258	17	0	15,4	90	63	0
filé mignon selecionado com 6 mm de gordura, cru	227	19,2	0	16,2	67	53	0
filé mignon selecionado com 6 mm de gordura, cozido	269	27,6	0	16,7	90	62	0
filé mignon selecionado com 6 mm de gordura, frito	326	28,1	0	22,8	98	70	0

Alimentos (100 gramas)	Cal. (kcal.)	Prot. (grs.)	Carb. (grs.)	Gord. (grs.)	Coles (mgrs)	Sódio (mgrs)	Fibra (grs.)
costela cozida	306	22	0	26	90	60	0
costela crua com gordura	380	15	0	35,6	96	70	0
costela crua sem gordura	231	18	0	15,6	nd	nd	0
fraldinha	105	22,4	0	7	nd	nd	0
lagarto cozido	117	13	0	27	nd	nd	0
lagarto cru	170	19,5	0	11	nd	nd	0
Bolachas							
bolacha d água	402	8,9	76	7	nd	nd	nd
bolacha de água e sal	395	12	71	7	nd	nd	nd
bolacha de aveia	427	9,5	75,2	9,8	nd	nd	nd
bolacha de chocolate	518	6,3	68,5	24,4	nd	nd	nd
bolacha de queijo	472	13,1	70,8	15,2	nd	nd	nd
bolacha de trigo integral	384	10,1	82,2	1,7	nd	nd	nd
Bolinho de Vagem	223	7,8	16,2	14,2	0	nd	nd
Bolos							
bolo branco	350	3	66	8	nd	nd	0
bolo de arroz	281	5,8	55,6	3,6	nd	nd	nd
bolo de banana	320	3	52	7	nd	nd	nd
bolo de cenoura	315	3	50	18	nd	nd	nd
bolo de chocolate sem recheio	335	3	55	9	nd	nd	nd
bolo de frutas	400	6	66	12	nd	nd	nd
bolo de limão	315	1,6	55	9	nd	nd	nd
bolo de manteiga	505	5	87	21	139	nd	nd
bolo de milho	309	5,3	55	7	nd	nd	1
bolo de nozes	405	5	50	22	nd	nd	0,7
bolo de queijo	335	9	30	19	nd	nd	nd
bolo de rum	405	5	60	17	nd	nd	nd
bolo de tapioca	300	1,3	63	6	nd	nd	nd
bolo de trigo	339	7,2	60,6	7,5	nd	nd	nd
bolo mármore	375	5	63	11	nd	nd	nd
Bonito (peixe)							
fresco	135	27	0	2,3	72	45	0
no azeite	280	24	0	21	70	700	0

24 | Tabela de Calorias

Alimentos (100 gramas)	Cal. (kcal.)	Prot. (grs.)	Carb. (grs.)	Gord. (grs.)	Coles (mgrs)	Sódio (mgrs)	Fibra (grs.)
em conserva	170	15	0	14	70	700	0
Brandy	240	0	0,4	0	0	0,3	0
Bredo/caruru	42	4	7	1	0	63	2
Brioche	310	10	50	15	nd	nd	nd
Broa de centeio	243	9	52	1	nd	nd	nd
Broa de milho	257	5,5	50	3,9	nd	nd	nd
Brócoli							
natural	29	3,2	5	0,2	0	40	4,5
em conserva	20	1,2	5	0,2	0	1400	4,5
cozido	36	2,9	5,5	0,3	0	36	4
refogado	81	2,9	5,5	5,3	0	37	3
Broto de abóbora	26	4,2	3,4	0,4	0	nd	1
Broto de bambu, cozido sem gordura	30	2,2	5	0	nd	nd	nd
Broto de chuchu	50	0,6	4,5	01	0	2	1
Broto de feijão	62	8	8	2	0	nd	1
Brotos de soja crus	122	13,1	9,5	3,7	0	0	1,1
Brotos de soja cozidos	81	8,4	6,5	4,4	0	0	12
Broto de trigo cru	198	7,5	42,5	1,7	0	2	12,7
Bucha verde	17	0,7	4,1	0,1	0	0	nd
Bulgor	357	10,3	78,1	10,2	nd	nd	nd
Buriti, polpa	115	2,9	2,1	10,5	nd	nd	nd
Butiá	60	1,8	11,4	1,5	nd	nd	nd
Búzio (molusco)	77	11	4,8	0,9	nd	nd	0
Cabaça	31	0,6	3,5	0,2	nd	nd	nd
Cabrito							
fresco	120	20	0	4	60	20	0
assado	128	250	0	4	56	23	0
Cacau em pó							
sem açúcar	340	28	40	19	0	60	8
açucarado	360	18	60	10	0	50	7
Caçao cru	99,5	98	0	1,5	0	230	0
Cachorro quente com catchup e mostarda	330	11	30	18	nd	nd	nd

Alimentos (100 gramas)	Cal. (kcal.)	Prot. (grs.)	Carb. (grs.)	Gord. (grs.)	Coles (mgrs)	Sódio (mgrs)	Fibra (grs.)
Café							
cru, brasileiro	233	13,5	12,5	14	0	8	nd
em pó	41	5	13	2	0	4	0
infusão	5	0,3	0,8	0,1	nd	nd	0
instantâneo	241	12,2	41,1	0,5	0	37	0
torrado	191,8	13,8	2,3	14,1	nd	nd	nd
Caité, amênda	731	16,2	12,4	68,5	nd	nd	nd
Caimito branco	55	0,8	10	1,3	nd	nd	nd
Cajá manga	46	0	14	0	nd	nd	2
Cajá vermelho	88	2,1	19,4	0,4	nd	nd	nd
Caju	41	1,2	11	0	0	12	1,2
Calábura, polpa	79	2,2	10,8	3	nd	nd	nd
Caldo de bacon Knorr tablete	65	5	1,2	3	1	650	0
Caldo de bacon Maggi, tablete	32	4	1	5	nd	700	0
Caldo de carne	17	2,4	2,4	9,3	nd	nd	0
Caldo de carne Knorr, tablete	59	5	1,2	6	nd	650	0
Caldo de carne Maggi, tablete	33	3	2	4	nd	680	0
Caldo de galinha	55	3,1	0	9,6	nd	nd	0
Caldo de galinha Knorr, tablete	67	3	1	5	nd	700	0
Caldo de galinha Maggi tablete	33	3	1	5	nd	600	0
Caldo de legumes Knorr, tablete	59	0	3	3	nd	550	0
Caldo verde	61	2,4	5,4	3,3	nd	nd	nd
Caldo de cana	55	0,7	99	0	0	0	0
Camarão							
cozido grande	82	19	0	1,8	154	174	0
cozido médio	82	19	0	1,9	156	174	0
cozido peq.	82	19	0	1,8	154	174	0
cru grande	101	20,1	0	1,4	170	165	0
cru médio	101	20	0	1,6	171	165	0
cru pequeno	101	20	0	1,6	170	166	0
frito grande	310	18	0	9	165	210	0
frito médio	310	18	0	9	165	210	0
frito pequeno	310	18	0	9	165	210	0

26 | Tabela de Calorias

Alimentos (100 gramas)	Cal. (kcal.)	Prot. (grs.)	Carb. (grs.)	Gord. (grs.)	Coles (mgrs)	Sódio (mgrs)	Fibra (grs.)
seco	1 47	21	0	8	170	640	0
descascado do Norte	158	21	0	8	170	690	0
Camboatá branca, fruto	17	0,1	1,8	0,1	nd	nd	nd
Cambucá	66	1,7	0,8	15	nd	nd	nd
Cambuquirra	36	nd	nd	nd	nd	nd	nd
Camurupim (peixe)	102	19,6	0	2	nd	nd	0
Cana de açúcar	63	0	15	0	0	0	nd
caldo de cana	55	0,7	99	0	0	0	0
Candiru (peixe)	93	20	0	0,8	nd	nd	0
Canela	261	3,8	79,8	3,1	0	26	54
Canelone							
a la bolognese Findus	133	12	5,2	7	130	480	2
di ricota Findus	143	18	5,1	7	128	495	2
Canhanha (peixe)	175	20,8	0	9,6	nd	nd	0
Canjica ou Mungunzá	100	3	24	2	nd	nd	2
Canopi (fruto)	58	0,9	13,4	0,2	nd	nd	nd
Capeletti							
de carne Cica	278	16	6,7	6	132	365	2
de carne Frescarini	282	17	7	5,6	140	360	2,2
de frango Cica	279	15	7	6	130	350	2
de frango Frescarini	281	15	7	6	140	350	2
de ricota c/ espinafre	288	19	8	8	180	370	2
Swift Premium	140	nd	nd	nd	nd	nd	nd
Cappuccino	63	3	5	3	nd	nd	0
Caqui							
chocolate	74	1	22	0	0	23	2
japonês	86	1	25	0	0	21	1,8
paulista	63	1	nd	nd	nd	nd	1,7
Cará	70	1,3	15,8	0,2	nd	nd	nd
Cará barbado	81	1,1	18,6	0,3	nd	nd	nd
Cará branco	50	2,1	10,4	0,1	nd	nd	nd
Cará caratinga	117	2,9	26	0,1	nd	nd	nd
Cará da terra	94	2,4	19,9	0,2	nd	nd	nd

Alimentos (100 gramas)	Cal. (kcal.)	Prot. (grs.)	Carb. (grs.)	Gord. (grs.)	Coles (mgrs)	Sódio (mgrs)	Fibra (grs.)
Cará Guiné	92	1,8	21	0,1	nd	nd	nd
Cará Inhame	113	1	0,1	27	nd	nd	nd
Cará mandioca	77	1	17	0,2	nd	nd	nd
Cará mimoso	36	0,8	7,9	0,1	nd	nd	nd
Cará moela	63	0,5	14	0,2	nd	nd	nd
Cará roxo	18	nd	4,1	0,2	nd	nd	nd
Cará sapateiro	78	0,5	15,3	1,6	nd	nd	nd
Caracóis	90	16,5	0	1,5	170	300	0
Carambola	29	1	0	7	0	22	1
Carangejo	130	19,5	0	5,5	170	1000	0
casquinha de carangejo (unid.)	250	17	0	4	150	1300	0
Casquinha de siri	613	15	0	5	130	1400	0
Carapeba (peixe)	91	18,6	0	1,3	nd	nd	nd
Cardo ananás, fruto	60	1,4	0,1	13,5	nd	nd	nd
Cardo branco, fruto	49	2	0,9	8,2	nd	nd	nd
Cardo de ouro, fruto	68	1,9	0,1	14,9	nd	nd	nd
Cardo rosa, fruto	50	1,2	0,8	9,4	nd	nd	nd
Cardo, folhas e talos							
crus	21	1,5	3,8	0,2	0	80	2
cozidos	24	1,2	4,2	0,2	0	78	2
enlatados	17	1,4	3,6	0,2	0	2500	2
Cardosa (peixe)	105	17,6	0	3,2	nd	nd	0
Carne de soja	106	13	9	3	0	nd	nd
Carneiro							
fresco	210	17,5	0,2	16	60	85	0
cozido	360	18	0,1	18	120	nd	0
Carpa (peixe)							
crua	130	20	0	1,9	60	100	0
assada	109	18	0	1,8	80	120	0
Caruru	42	4	7	1	0	63	2
Caruru acedo rosele, fruto	433	13	6,9	39	0	nd	nd
Caseína em pó	315	78	nd	nd	nd	nd	nd
Castanha d'água, fruto	236	10	49	0	0	nd	nd

28 | Tabela de Calorias

Alimentos (100 gramas)	Cal. (kcal.)	Prot. (grs.)	Carb. (grs.)	Gord. (grs.)	Coles (mgrs)	Sódio (mgrs)	Fibra (grs.)
Castanha da India	246	4,3	48	3,5	0	nd	nd
Castanha de caju	525	20	28	48	0	87	0
seca e torrada	510	18	28	42	0	nd	nd
seca, torrada e salg.	550	15	28	44	0	1240	nd
Castanha do Maranhão	79	16	nd	1,7	0	nd	nd
Castanha européia							
assada	245	3,1	52,9	2,2	0	2	6,8
natural	185	3	40	2,6	0	12	7
seca	350	8,2	75	3,5	0	18	11
Castanha de Pequi crua	89	nd	nd	nd	nd	nd	nd
Castanha do Pará	545	2,2	30	9	nd	67	nd
Catchup	98	2,1	24	0,5	0	1700	0
Cavala (peixe)							
fresca	160	15	0,8	10	100	120	0
em azeite	280	24	0	24	79	700	0
temperada	180	15	0	15	70	700	0
Cavalo							
carne de cavalo fresca	133	21,4	0	4,6	52	53	0
assada	175	28,1	0	6,1	68	55	0
Caviar	280	32	0	16	420	500	0
caviar americano	290	30	0	15	420	550	0
caviar de corvina	200	27	0	14	380	530	0
de esturjão prensado	290	35	0	18	450	670	0
caviar vermelho (de carpa)	27	30	0	13	300	520	0
Cevada (natural)	354	12,4	73,4	2,3	0	12	17,3
em flocos	300	4	30	1	0	0	4
Cebola crua	25	1,4	5	0,2	0	9	1,5
cozida	20	0,4	4,3	0,2	0	nd	1
desidratada (1 colher de sopa)	39	nd	nd	nd	nd	nd	nd
Cebolinha verde	25	1,4	6	0,2	0	8	1,6
Cenoura							
natural	33	0,9	7,3	0,2	0	76	1,3
enlatada	27	0,8	6,1	0,4	0	800	1

Neil Stevens | 29

Alimentos (100 gramas)	Cal. (kcal.)	Prot. (grs.)	Carb. (grs.)	Gord. (grs.)	Coles (mgrs)	Sódio (mgrs)	Fibra (grs.)
cozida sem sal	45	1,1	10,4	0,1	0	66	3,3
cozida com sal	45	1,1	10.4	0,1	0	302	3,3
pequena, natural	38	2,1	33	0,6	0	10	2,6
purê	56,6	2,8	8	0,9	0	9	2
refogada	101	1,3	12	0,5	0	10	2
Centeio em grão	340	8,2	75	1,6	0	17	6,8
farinha	354	10	74,2	1,1	0	35	6,5
broa	243	9,1	52	1,1	0	30	nd
Cereais (café da manhã)							
com mel	390	4,4	92	0,2	0	0,2	2,4
sem adoçar	380	7,8	80	0,4	0	0,2	2,4
Kellogg, Temptation	398	7,1	82,4	5,5	0	690	2,6
Kellogg, com passas	367	8	77,6	5,7	0	355	8
Quaker, granola, com amêndoas	467	11,7	67,2	18	0	33	5,2
Quaker, sun country	436	9,7	73	13,6	0	25	6
Quaker, aveia, uvas e avelãs	365	8,9	73,7	5	0	641	6,6
Cereal de aveia	398	12	69	3	0	0,2	2,3
Cerejas	58	0.8	14,5	0.5	0	2,5	1,2
Cerejas maraschino	130	0,6	12	nd	nd	nd	1
Cerveja	42	0.3	3,5	0	0	5	0
Cerveja light	28	0.2	1,3	0	0	3	0
Cevada em grão	331	9	70	1,5	0	12	17,3
torrada	351	7,7	79	0,8	0	15	17
infusão de cevada	12	0,3	2,7	0	0	2	0
perlada	395	9,5	76	1,1	0	2	16
Chá	2	0,1	0	0	0	2	0
Chá (folha)	1	0	0	0	0	2	0
Chá de camomila	1	0	0	0	0	0	0
Champanhe (uma taça)	120	0	1,7	0	0	4	0
Charque	250	40	0	10	43	34	0
Chartreuse (licor)	320	0	40	0	0	0	0
Cheesebacon com catchup	305	17	18	19	nd	nd	nd
Cheeseburger	360	18	30	18	nd	nd	nd

30 | *Tabela de Calorias*

Alimentos (100 gramas)	Cal. (kcal.)	Prot. (grs.)	Carb. (grs.)	Gord. (grs.)	Coles (mgrs)	Sódio (mgrs)	Fibra (grs.)
Cheeseburger com maionese ou molho	370	18	28	17	nd	nd	nd
Cherimólia	118	1,8	26	0,4	nd	nd	nd
Cherne (peixe)	81	19,9	0	0,2	0	nd	0
Chicória	20	7	0	3	0	0	1
chicoria refogada	88	2,9	7,4	3	0	0	1
Chocolate							
amargo	615	5,5	29	52	0	300	1,5
branco	532	6	69	22	0	300	1,6
branco com amêndoas	528	6	48	30	0	270	1,7
branco com cereal	526	6	58	22	0	270	1,7
duro com leite	497	5,7	57,7	15,3	0	280	1,6
com arroz torrado	404	5,6	73	13,5	0	278	2,2
com leite em pó	400	4,6	86,5	3,9	6	363	2,4
com menta	438	3	60	20	nd	nd	2,4
em pó	359	3,3	90,3	3,1	6	210	5,8
bebida de chocolate	83	3,1	10,3	3,4	12	59	0,8
granulado	410	6,5	80	7	nd	nd	nd
Hershey c amêndoas	574	12,3	45,7	38,1	15	67	4
M&M com amêndoas	467	8,1	62,7	23	17	179	2
preto	540	0	65	30	11	230	3
Nestlé líquido	365	28,7	56,2	2,8	19	947	5
Nestlé com leite	495	9	57,1	29,2	11	534	2
Nestlé Crunch	522	6	65,2	26,3	13	133	2,6
Chop suey							
com legumes	165	12	4	15	0	nd	2
com porco	135	12	4	18	nd	nd	2
com camarões	165	12	4	15	nd	nd	2
Chouriço	455	24,1	1,8	38,2	88	1235	0
Chuchu							
natural	19	0,8	4,5	0,1	0	2	1,7
cozido	24	0,6	5	0,6	0	237	1,7
à milanesa	182	3,3	15	12	0	278	1,2

Alimentos (100 gramas)	Cal. (kcal.)	Prot. (grs.)	Carb. (grs.)	Gord. (grs.)	Coles (mgrs)	Sódio (mgrs)	Fibra (grs.)
ao molho branco	94	2,6	11,2	4,5	0	3	1
refogado	91	1,2	9,7	5,2	0	4	1
brotos de chuchu	54	4,6	7,7	0,5	0	3	1
Chucrute	123	1,4	4,2	0,3	0	630	1
Churros	430	0	40	28	0	nd	1
Cidra	42	0	2	0	0	6	0
cidra doçe	43	0	5	0	0	6	0
Clara de ovo crua	53	10,4	0,7	0,3	0	127	0
desidratada	368	85	6,3	nd	0	nd	0
cozida	54	12,8	0,7	0,2	0	140	0
Coalhada	256	24,3	9	66	nd	nd	0
Cobió de Pará	35	0,6	1,4	6,1	nd	nd	nd
Coca cola	39	0	10,5	0	0	0	0
light	0,3	0	0	0	0	0	0
Cocada	460	5	50	40	0	0	5
Côco da Bahia	240	2,9	12	24	nd	42	5,5
Coco de Macaúba	243	4,4	27,9	13,8	0	nd	nd
Côco ralado	607	11	20	62	nd	nd	nd
Codorna							
com pele, crua	192	19,6	0	12	76	53	0
sem pele, crua	134	21,8	0	4,5	70	51	0
peito, sem pele	123	22,6	0	2,9	58	55	0
Coelho							
doméstico	192	28	0	9	nd	nd	0
de granja	133	23	0	4,6	50	32	0
de graja, assado	197	29	0	8,1	82	47	0
de granja, cozido	206	30,3	0	8,4	86	37	0
selvagem	114	21,8	0	2,3	81	50	0
selvagem, cozido	173	33	0	3,5	128	45	0
Coentro	23	2,2	4,3	0,5	0	54	2,8
Cogumelos							
naturais	25	2,5	4,5	0,4	0	4	1,2
fervidos, sem sal	27	2,2	5,1	0,5	0	2	2,2

32 | Tabela de Calorias

Alimentos (100 gramas)	Cal. (kcal.)	Prot. (grs.)	Carb. (grs.)	Gord. (grs.)	Coles (mgrs)	Sódio (mgrs)	Fibra (grs.)
fervidos, com sal	27	2,2	5,1	0,5	0	238	2,2
enlatados	24	1,8	4,9	0,3	0	425	2,4
enoki, naturais	34	2,4	7	0,4	0	3	2,6
shitake, secos	296	9,6	75,3	1	0	13	11,5
shitake, cozidos sem sal	55	1,6	14,3	0,2	0	4	2,1
shitake, cozidos c/ sal	55	1,6	14,3	0,2	0	240	2,1
Cominho	374	17,8	44,2	22,2	0	167	10
Congro rosa (peixe)	93	19,1	0	1,3	60	94	0
Conhaque	240	0	0,4	0	0	0	0
Consome	50	1,2	0	20	75	80	0
Coração assado (boi, porco, frango)	190	30	0	8	nd	nd	0
Cordeiro							
fresco	282	16,5	0	23,4	73	59	0
assado	283	24,7	0	19,6	97	81	0
coraçao	122	16,4	0,2	5,7	135	89	0
coraçao cozido	185	25	1,9	7,9	74	58	0
costeletas	342	15,3	0	30,7	74	58	0
costeletas assadas	340	23,6	0	26,8	98	77	0
lombo	244	17	0	18,9	71	63	0
lombo assado	338	29,4	0	23,5	117	74	0
fígado	139	20,4	1,7	5,2	371	70	0
fígado cozido	220	30,5	2,5	8,8	501	56	0
fígado frito	240	25,5	3,8	12,6	493	124	0
cochão	209	18,4	0	14,4	68	57	0
cochão assado	242	26,2	0	14,4	92	67	0
rins	97	15,7	0,8	2,9	337	156	0
rins cozidos	137	23,6	1	3,6	565	151	0
miolos	122	10,4	0	8,6	1152	112	0
miolos cozidos	145	12,5	0	10,2	2043	143	0
miolos fritos	273	16,9	0	22,2	2054	157	0
Coriandro							
folhas secas	278	21,9	52,1	4,7	0	211	10

Alimentos (100 gramas)	Cal. (kcal.)	Prot. (grs.)	Carb. (grs.)	Gord. (grs.)	Coles (mgrs)	Sódio (mgrs)	Fibra (grs.)
sementes	297	12,3	55	17,7	0	35	41
Corvina cozida	130	20	0	1,3	nd	nd	0
fresca	120	20,8	0	1,2	nd	nd	0
Couve natural	38	1,8	7,8	0,5	0	19,6	1,4
enlatada	15	1,8	2,6	0,1	0	1350	1
refogada	146	7,2	14,9	6,4	0	18	1,8
Couve manteiga	55	nd	nd	nd	0	nd	nd
Couve rábano cozida	20	nd	nd	nd	0	nd	nd
Couve rapa	23	2	3	0,1	0	16	1,7
Couve tronchuda	20	nd	nd	nd	0	nd	nd
Couve de Bruxelas							
natural	42	3,8	8,2	0,5	0	11,8	1,8
enlatada	20	3,2	5,4	0,4	0	770	1,8
Couve chinesa cozida	40	2	3	0,2	0	10	1,6
Couve-flor natural	22	2,2	3,1	0,2	0	21	1,5
enlatada	20	1,9	3	0,7	0	1050	1,2
cozida	23	1,8	4,1	0,4	0	14	2,7
à milanesa	152	4,6	12,1	9,4	0	28	2,3
Cravo	322	5,9	15	20	0	242	34
Creme de aspargos							
caseira	40	1,2	4,9	1,3	nd	nd	nd
em pacote	69	1,8	8,5	3,2	4	782	0,4
Creme de avelã para untar	302	2	70	1,2	0	12	0
Creme de cacau	250	nd	50	nd	0	nd	1
Creme de cebola	120	2	8	5	nd	nd	0
Creme de Chantilly	350	3	17	32	nd	nd	0
Creme de cogumelos							
caseira	39	1	5	1,4	nd	nd	nd
em pacote	103	1,6	7,4	7,5	1	692	0,3
Creme de espinafre	133	6,1	12,1	6,6	nd	nd	nd
Creme de leite batido	300	2	3	37	nd	nd	nd
Creme de milho	344	7,8	73	2,2	0	nd	nd
Creme para bolos	172	5,5	24	6	nd	nd	0

34 | Tabela de Calorias

Alimentos (100 gramas)	Cal. (kcal.)	Prot. (grs.)	Carb. (grs.)	Gord. (grs.)	Coles (mgrs)	Sódio (mgrs)	Fibra (grs.)
Creme vegetal Becel	280	nd	nd	nd	nd	nd	nd
Creme vegetal Manty	500	nd	nd	nd	nd	nd	nd
Creme vegetal Mazola com sal	540	nd	nd	nd	nd	nd	nd
Crepe suzette	220	6	20	11	0	nd	1
Pasta para crepes	188	7	22	8	0	nd	1
Croissant (40 grs.)	162	4	17	8	nd	nd	1,4
Croissant de chocolate (70 grs.)	291	6	29	16	nd	nd	1,3
Croissant de frutas (70 grs.)	267	5	30	1	nd	nd	1
Croissant de queijo (70 grs.)	283	7	30	15	nd	nd	1
Cuba libre (100 ml)	80	0	16	0	0	nd	0
Cueira, fruto, polpa	47	1,4	9,7	0,9	nd	nd	nd
Cumandatiá							
sementes secas	372	20,7	68	1,5	0	nd	nd
sementes verdes	324	18	60	1,4	0	nd	nd
vagem verde	342	24	57	1,5	0	nd	nd
Cumari, amêndoa	609	4,2	29	52,5	0	nd	nd
Cuncunda crua (peixe)	92	16,3	0	2,5	0	nd	0
salgada	335	58	0	9,4	0	1300	0
Cupuaçu	72	2	15	2	nd	nd	1
Curimã (peixe)	115	19	0	3,6	nd	nd	0
Cuscus de tapioca	270	1	74	4	nd	nd	0
Daiquiri	160	0	6	0	0	nd	0
Damascos							
frescos	50	1,5	10	0,4	0	4	2,2
em conserva	75	0.5	18	0,3	0	1,5	2
secos	237	3,7	62	0	0	0	1,6
geléia de damascos	262	0,6	9,8	0	0	0	1,4
Dendé, amêndoa	238	4,5	23,4	2,8	0	0	nd
Dendê, óleo	882	0	0	99	0	0	0
Dendé, polpa	449	0,9	48,4	2,5	0	nd	nd
Dente de leão, natural	54	2,7	9,2	0.7	0	76	3,5
cozido	58	2	6	0,3	0	56	3

Neil Stevens | 35

Alimentos (100 gramas)	Cal. (kcal.)	Prot. (grs.)	Carb. (grs.)	Gord. (grs.)	Coles (mgrs)	Sódio (mgrs)	Fibra (grs.)
Doce de abacaxi	325	0	90	0	0	1	1,8
Doce de amora em pasta	270	1	65	nd	nd	nd	nd
Doce de banana mole	230	nd	nd	nd	nd	nd	nd
Doce de coco branco Socôco	330	nd	nd	nd	nd	nd	nd
Doce de batata doce							
caseiro	235	1	95	4	0	0	2
industrializado	238	1,8	96	1,5	0	12	1,8
Doce de frutas em calda caseiro	78	1,5	95	3,3	nd	nd	1,3
Doce de frutas cristalizadas, caseiro	306	0,6	97	0,3	nd	nd	1,4
Doce de goiaba	172,8	0,5	96	0,3	nd	nd	1,9
Doce de grapefruit em pasta	260	nd	nd	nd	nd	nd	nd
Doce de laranja	316	0,6	78	0	0	nd	nd
Doce de leite	286	8	56	4	nd	120	0
Doce de limão	214	0	54	0	nd	nd	nd
Doce de mamão verde	220	0	56	0	0	nd	3,2
Doce de manga	260	nd	nd	nd	nd	nd	nd
Doce de marmelo	215	0,2	80	0	0	0	3,5
Doce de nozes	340	0	66	2,3	0	0	1,2
Doce de Tâmara	400	4	65	16	0	nd	3,6
Donuts	460	5,6	80	15,2	130	60	2,5
Doriana cremosa c/ sal	740	nd	nd	nd	nd	nd	nd
Doriana light	360	nd	nd	nd	nd	nd	nd
Dourado (peixe)	77	17	0	1	64	88	0
Eledon em pó	427	30,5	40,8	14	nd	nd	nd
Enchovas ao natural	130	20,5	0	5	nd	103	0
enlatadas no azeite	211	28,9	0	9,8	nd	3668	0
à milanesa	210	nd	nd	nd	nd	nd	0
assada ou grelhada	160	20	0	4	nd	nd	0
Endivia	22	1,5	4	0,1	0	10	2
Enguia (peixe)	156	18,6	0	9,1	nd	nd	0
Ensopado de vegetais	57	3	9	nd	nd	nd	0
Erva doce	19	20	70	0	0	nd	nd

36 | Tabela de Calorias

Alimentos (100 gramas)	Cal. (kcal.)	Prot. (grs.)	Carb. (grs.)	Gord. (grs.)	Coles (mgrs)	Sódio (mgrs)	Fibra (grs.)
Ervilhas							
congeladas	62	5,3	10	0,4	0	4	7,8
com cenouras, congeladas	53	3,4	11,1	0,5	0	79	3,4
com cenouras, cozidas sem sal	48	3,1	10,1	0,4	0	68	3,1
brotos, crus	126	8,8	28,3	0,7	0	20	1,1
brotos cozidos, c/ sal	118	7	21,6	0,5	0	129	4
secas, cruas	317	21,6	56	2,3	0	38	16,7
secas, em conserva	91	5,9	18,7	2,3	0	3000	6
verdes (frescas)	78	6	13,1	0,6	0	0,8	15
verdes enlatadas	68	4	106	0,3	0	3000	5
Escarola	22	1,5	4	0,1	0	10	2
cozida	38	2	6	0,5	0	9	2
Espada (peixe)							
cru	111	17	1	4,3	50	100	0
grelhado	158	31	0	3,8	50	230	0
Espaguete com molho de carne	136	4	18	7	0	6	1
Espaguete cozido	110	3	30	6	0	3	1
Espaguete integral, cozido	75	5	22	nd	0	3	1
Espinafre							
cru	18	2,6	7,2	0,3	0	66	2,5
cozido	26	2,8	5,3	0,2	0	54	2,3
enlatado	20	2,2	5,2	0.2	0	7800	2
Esquilo - carne crua	120	21,2	0	3,2	83	103	0
assado	178	30,7	0	4,6	121	129	0
Estrela de ouro	25	1,1	3,9	0,6	nd	nd	nd
Esturjão							
fresco	439	16,1	0	4	60	54	0
enlatado	155	20,7	0	5,1	77	69	0
cozido	145	26	0	6	56	64	0
defumado	182	28	0	4	54	124	0
frito, à milanesa	270	23	10	18	52	323	0
Faisão							
carne com pele, crua	181	22,7	0	9,3	71	40	0

Alimentos (100 gramas)	Cal. (kcal.)	Prot. (grs.)	Carb. (grs.)	Gord. (grs.)	Coles (mgrs)	Sódio (mgrs)	Fibra (grs.)
carne sem pele, cozida	133	23,5	0	3,6	66	37	0
peito sem pele, cru	133	24,3	0	3,2	58	33	0
perna sem pele, crua	134	22,2	0	4,3	80	45	0
Fanta	54	0	14,5	0	0	0	0
Farelo de trigo	310	14,5	56	2,8	0	nd	nd
Farinha							
de alfarroba	222	4,6	88	0,6	0	35	38,8
de amendoim	378	54	34	11	nd	18	8
de araruta	344	1,4	84,4	0	0	nd	nd
de arroz	361	7,4	79	0,6	0	6,2	0,2
de avelã	329	31,8	50,7	1,4	0	1	5,2
de aveia	308	6,7	84,3	0,9	0	10,5	7
de banana	346	3,9	81,1	0,7	0	nd	nd
de batata	357	6,8	63	0,3	0	55	5,9
de batata doce	346	1,9	84	0	0	nd	nd
de batata inglesa	348	3,9	81	0,7	0	nd	nd
de camarão	465	53	0	28	nd	nd	0
de cará	335	3,4	80	0,4	nd	nd	nd
de castanha européia	353	6,1	73,9	3,7	0	nd	nd
de castanha do Pará	377	52	14	12	nd	nd	nd
de cenoura	313	3,6	72	1,1	nd	nd	nd
de centeio	354	10	74,2	1,1	0	35	6,5
de cevada	140	5	35	0,8	0	6	5
de ervilha	306	21,9	52	0,7	0	nd	nd
de favas	336	27	52	2	0	nd	nd
de feijão preto	330	20,9	55,9	2,6	0	nd	nd
de fruta pão	340	7,2	75	1	nd	nd	nd
de gergelim	526	30,7	26,6	37,1	0	41	4,6
de glúten	365	46	48	5	0	nd	3
de grão de bico	369	22,3	57	6,7	0	64	10,8
farinha láctea	424	12,7	70	16,5	nd	nd	0
de lentilha	326	23	54	1,9	0	nd	nd
farinha de maçã	364	1,5	84	2,5	0	nd	1,6

38 | *Tabela de Calorias*

Alimentos (100 gramas)	Cal. (kcal.)	Prot. (grs.)	Carb. (grs.)	Gord. (grs.)	Coles (mgrs)	Sódio (mgrs)	Fibra (grs.)
de macambira	290	5,1	67	0	0	nd	nd
de mandioca dessecada	336	2,6	87	0,1	nd	nd	nd
de mandioca integral	342	1,3	83	0,4	0	nd	nd
de milho	344	8,7	76	2,7	0	45	3
de milho integral	353	10,9	80	8	0	nd	4
de pinhão	369	6,7	81,3	1,9	nd	nd	nd
de rosca	412	11	72	16	nd	nd	nd
de soja	440	43	18	22	0	4	11,9
de tapioca	305	0	86	0,5	0	nd	nd
de trigo	348	9,3	80	1,2	0	5,1	3,4
de trigo integral	335	12,6	70,6	3,1	0	11	10
de trigo sarraceno	204	4,5	35,4	10,1	10	64	10
Favas							
enlatadas	108	7,1	20,6	0,9	0	810	3
frescas	54	4,6	8,6	0,4	0	100	4,2
secas	330	23	56	2	0	200	19
Fécula de araruta	342	0,4	84	0,1	nd	nd	nd
Fécula de banana	286	10,5	60	0,5	0	nd	nd
Fécula de batata inglesa	332	0,1	82	0,1	nd	nd	nd
Fécula de milho	344	1	85	0,1	0	nd	nd
Feijão							
cru	318	21	53	1	0	47	23
cozido (grãos)	111	6,8	15,1	2	0	43	22
cozido (50% caldo)	61	3	8,3	1,6	0	42	24
amarelo	340	16,7	78	4	0	67	26
azuki	329	19	52,5	1,4	0	53	25,4
azuki cozido envassado	327	3,8	55	0,3	0	218	0,5
azuki cozido sem sal	128	7,5	24,7	0,1	0	8	1,3
branco cru	286	19	52,5	1,4	0	53	25,4
feijão bacurau	328	21,6	58,5	1,1	nd	nd	nd
feijão bico de ouro	335	20	60,1	1,4	nd	nd	nd
branco cozido (50% caldo)	118	7,8	21	0,6	0	32	14
branco enlatado Bonduelle	89	5,8	15,2	0,6	0	540	12

Alimentos (100 gramas)	Cal. (kcal.)	Prot. (grs.)	Carb. (grs.)	Gord. (grs.)	Coles (mgrs)	Sódio (mgrs)	Fibra (grs.)
feijão café	336	20,12	60,6	1,7	0	nd	nd
feijão carioquinha	153	5,3	5,3	8,6	0	51	11
feijão cavalo	336	18,9	63	1,3	0	nd	nd
feijão cearense	342	1,1	63,3	0	0	nd	nd
feijão chumbinho	337	19,9	62	1,3	0	nd	nd
feijão da Flórida	357	22,1	63,4	1,7	0	nd	nd
feijão da India	331	22,4	58	0,9	0	nd	nd
feijão de porco	372	22,7	62	3,5	0	nd	nd
feijão enxofre	340	20,5	62	1,1	0	nd	nd
feijão espada	361	26,8	56	2,9	0	nd	nd
feijão fradinho	325	24,1	53	1,5	0	nd	nd
feijão galo de campina	340	19,1	61,6	1,7	0	nd	nd
feijão gordo	345	19,2	63	1,5	0	nd	nd
feijão guando verde	291	14,9	52	2,5	0	nd	nd
feijão guando seco	332	25,8	54	1,3	0	nd	nd
feijão guarias	339	19,1	62	1,3	0	nd	nd
feijão gurgutuba	339	18,2	63,3	1,5	0	nd	nd
feijão jalo	348	19,2	63,1	2,2	0	nd	nd
feijão lavandeira	334	20,8	60	1,2	0	nd	nd
feijão lima	349	18.1	65	1,5	0	nd	nd
feijão lustroso	365	24,7	64	0,9	0	nd	nd
feijão manteiga	348	24,6	63,7	1,2	0	nd	nd
feijão mulatão branco	339	21,4	59,6	1,6	0	nd	nd
feijão mulatão preto	342	19,3	62,5	1,6	0	nd	nd
feijão mulatinho pequeno	351	22,8	61,9	1,5	0	nd	nd
feijão mulatinho grande	332	24,2	55,3	1,5	0	nd	nd
feijão mungo	322	23,1	56,1	1,7	0	nd	nd
feijão preto	319	29	54	6,1	0	53	12
feijão preto congelado Perdigão	110	6	14	3	0	353	13
feijão rosinha	345	20,8	62,9	1,1	0	nd	nd
feijão roxo	349	24,6	52	3,4	0	nd	16
feijão S. Martinho	359	19,2	69	0,8	0	nd	nd
feijão tabaco	356	26,7	61,8	1,3	0	nd	nd

40 | Tabela de Calorias

Alimentos (100 gramas)	Cal. (kcal.)	Prot. (grs.)	Carb. (grs.)	Gord. (grs.)	Coles (mgrs)	Sódio (mgrs)	Fibra (grs.)
feijão tropeiro	186	9,6	31	2,9	0	nd	nd
feijão vaca	318	21,7	55,7	1,4	0	nd	nd
feijão vagem roxa	337	21,3	57,5	1,5	0	nd	nd
feijão vermelho	310	20,4	54,6	1,2	0	nd	nd
feijão verde	42	2,3	7,4	0,3	0	nd	nd
feijão, brotos crus	62	8	8	2	0	nd	1
feijão, flocos	362	20,6	65	20,5	0	nd	nd
feijoada caseira	162	22,2	27	50,3	nd	nd	nd
sopa de feijão branco	146	7,2	23,5	2,8	0	nd	nd
sopa de feijão com macarrão	77	1,8	6,8	2,7	0	nd	nd
sopa de feijão com legumes e macarrão	127	7,2	12,4	5,9	0	nd	nd
sopa de feijão Knorr	356	16,9	49,4	5,6	0	432	nd
Fígado de boi							
cru	130	42	3,8	3,5	300	85	0
frito	168	47	0	52	360	231	0
Fígado de cordeiro	131	20	2,8	3,8	300	60	0
Fígado de frango	135	20,8	2,9	4	300	72	0
Fígado de porco	134	19,4	1,8	4,9	300	77	0
Figo							
fresco	65	1,2	1.],6	0,2	0	3	3,9
seco	231	3,5	53	2	0	47	18,5
em calda	167	0,9	77	1,5	0	54	6
cozido	76	0,3	19,5	0,1	0	50	8
da Barbaria, polpa	173	6,7	36	0,1	0	46	16
da Barbaria, marmelada	241	6,9	51	0,1	0	43	13
da India, amarelo	55	0,4	13	0,1	0	nd	nd
da India, vermelho	39	0,5	9,2	0,1	0	nd	nd
Flocos de arroz	348	7,8	79	0,1	0	nd	nd
Flocos de aveia	420	20	75	9	0	0	15
Flocos de banana desidratados	346	3	88	1	0	nd	nd
Flocos de batata desidratada	354	8,3	81,2	0,4	0	107	6,9
Flocos de milho	383	8,2	86	0,4	0	24	3

Alimentos (100 gramas)	Cal. (kcal.)	Prot. (grs.)	Carb. (grs.)	Gord. (grs.)	Coles (mgrs)	Sódio (mgrs)	Fibra (grs.)
Flocos de milho comerciais (CornFlakes Kellogg)	391	8	84	nd	0	nd	nd
Follas de abóbora	18	1,4	2,6	0,2	0	0	nd
Folhas de batata doce	49	4,6	10	0,2	0	nd	nd
Folhas de beterraba	18	1,8	3,9	0,1	0	201	3,7
Folhas de mandioca	91	7	18	1	nd	nd	nd
Framboesa	34	0,7	7	0,5	0	2,5	0,9
geléia	286	0,6	88	0,6	0	2	0,7
suco	31,7	0,7	72	0,2	0	1	0
Frango							
carne com pele, asas, incl. pescoço e miúdos	213	18,5	0,1	14,8	90	70	0
carne com pele e miúdos, frita	291	22,8	0,9	17,5	103	284	0
carne com pele e miúdos, fritos, empanados	272	28,5	3	15,2	112	86	0
carne com pele e miúdos, assada	234	26,7	0,1	13,3	107	79	0
carne com pele e miúdos, cozida	216	24,5	0,1	12,3	97	66	0
carne com pele, crua	215	18,6	0	15,6	75	70	0
carne com pele, frita, ensopada	289	22,5	9	17,3	87	292	0
carne com pele, frita empanada	269	28,5	3,1	14,9	90	84	0,1
carne com pele, assada	239	27,3	0	13,6	88	82	0,9
carne com pele, cozida	219	24,6	0	12,5	68	67	0
carne sem pele, crua	119	21,4	0	3	70	77	0
carne sem pele, frita	219	30,1	1,6	9,1	94	91	0
carne sem pele, empanada	269	28	3,1	14,9	90	84	0,1
carne sem pele, assada	190	28,9	0	7,4	89	86	0
carne sem pele, cozida	177	27,3	0	6,7	83	70	0
pele crua	349	13,3	0	32,3	109	63	0
só pele, frita	394	10,3	23	28,8	74	581	0
só pele, frita, empanada	502	19	9,3	42,5	73	53	0
só pele, assada	454	20,4	0	40,6	83	65	0
só pele, cozida	363	15,2	0	33	63	56	0
miúdos	124	17,8	1,8	4,4	262	77	0
miúdos fritos	277	32,5	4,3	13,4	446	113	0

42 | Tabela de Calorias

Alimentos (100 gramas)	Cal. (kcal.)	Prot. (grs.)	Carb. (grs.)	Gord. (grs.)	Coles (mgrs)	Sódio (mgrs)	Fibra (grs.)
coração	153	15,5	0,7	9,3	136	74	0
coração cozido	185	26,4	0,1	7,9	242	48	0
fígado	125	17,9	3,4	3,8	439	79	0
fígado cozido	157	24,3	0,8	5,4	63	51	0
peito com pele, cru	172	20,8	0	9,2	64	63	0
peito com pele, frito	260	24,8	0,3	9	85	275	0,1
peito com pele, frito, empanado	222	31,84	1,6	8,9	80	76	0,1
peito com pele, assado	197	29,8	0	7,8	84	71	0
peito com pele, cozido	184	27,4	0	7,4	75	62	0
peito sem pele, cru	110	23,1	0	1,2	58	65	0
peito sem pele, frito	187	33,4	0,5	4,7	91	79	0
peito sem pele, assado	165	31	0	3,6	85	74	0
peito sem pele, cozido	151	29	0	3,0	77	63	0
coxa com pele	161	19,3	0	8,6	81	83	0
coxa com pele, frita	268	21,9	0,2	15,7	86	269	0
com pele, frita, empanada	245	26,9	1,6	13,7	90	89	0
coxa com pele, assada	216	27	0	11,1	91	90	0
coxa com pee, cozida	204	25,3	0	10,6	83	76	0
coxa sem pele, crua	119	20,5	0	3,4	77	88	0
coxa sem pele, frita	195	28,6	0	8	94	96	0
coxa sem pele, assada	172	28,3	0	5,6	93	95	0
coxa sem pele, cozida	169	27,5	0	5,7	88	80	0
sobrecoxa com pele	211	17,2	0	15,2	87	76	0
sobrecoxa com pele, frita, enso-pada	277	21,6	9	16,5	93	288	0
sobrecoxa com pele, frita, empanada	262	26,7	3,1	14,9	97	237	0
sobrecoxa com pele, assada	247	25	0	15,4	93	84	0
sobrecoxa com pele, cozida	232	23,6	0	14,7	84	71	0
sobrecoxa sem pele, crua	119	19,6	0	3,9	83	86	0
sobrecoxa sem pele, frita	218	28	1,1	10,3	102	95	0
sobrecoxa sem pele, assada	209	25,9	0	10,8	95	88	0
sobrecoxa sem pele, cozida	195	25	0	9,7	90	75	0
asa com pele, crua	222	18,3	0	15,9	77	73	0

Alimentos (100 gramas)	Cal. (kcal.)	Prot. (grs.)	Carb. (grs.)	Gord. (grs.)	Coles (mgrs)	Sódio (mgrs)	Fibra (grs.)
asa com pele, frita, ensopada	324	19,8	10,1	21,8	79	320	0,3
asa com pele, frita, empanada	321	26,1	2,3	22,1	81	77	0,1
asa com pele, assada	290	26,8	0	19,4	84	82	0
asa com pele, cozida	249	22,7	0	16,8	70	67	0
asa sem pele, crua	126	21,9	0	3,5	57	81	0
asa sem pele, frita	211	30,1	0	9,1	84	91	0
asa sem pele, assada	203	30,4	0	8,1	85	92	0
asa sem pele, cozida	181	27,1	0	7,1	74	73	0
pescoço cru	297	14	0	26,2	99	64	0
pescoço com pele, frito, ensopado	330	19,8	8,7	23,5	91	276	nd
pescoço com pele, frito, empanado	332	24	4,2	23,6	94	82	nd
pescoço com pele, cozido	247	19,6	0	18,1	70	52	0
pescoço sem pele, cru	154	17	0	8,7	83	81	0
pescoço sem pele, frito	229	26,8	1,7	11,8	105	99	0
pescoço sem pele, cozidos	179	24,5	0	8,1	70	64	0
pés com pele, crus	187	18,5	0	12,1	83	79	0
pés com pele, fritos	273	21,7	0,7	16,1	90	279	0
pés com pele, fritos, empanados	254	26,8	2,5	14,4	94	88	0
pés com pele, assados	232	25,9	0	13,5	92	87	0
pés com pele, cozidos	220	24,1	0	12,9	84	73	0
pés sem pele, crus	120	20,1	0	3,8	80	86	0
pés sem pele, fritos	208	28,3	0,6	9,3	99	96	0
pés sem pele, assados	191	27,3	0	8,4	94	91	0
pés sem pele, cozidos	185	26,2	0	8	89	78	0
Fruta de conde	60	3	12	nd	nd	nd	nd
Fruta pão (unidade)	96	1,5	10	nd	nd	nd	nd
Fruta pão cozida	120	2	40	1	nd	nd	nd
Fubá de milho	344	9,1	85	5,7	nd	0	nd
Funcho	34	2,5	5	0,4	0	1	2,4
Galo (peixe) cru	109	19,9	0	2,7	nd	nd	0
Garoupa S. Tomé crua	88	17,5	0	3	nd	nd	nd
Garoupa S. Tomé cozida	137	26,7	0	3	nd	nd	nd
Garoupa verdadeira crua	87	18	0	1,2	nd	nd	nd

44 | Tabela de Calorias

Alimentos (100 gramas)	Cal. (kcal.)	Prot. (grs.)	Carb. (grs.)	Gord. (grs.)	Coles (mgrs)	Sódio (mgrs)	Fibra (grs.)
Garoupa verdadeira cozida	116	26	0	1,3	nd	nd	nd
Gaspacho	30	4	1	2	0	340	0,1
Gelatina em pó com açúcar	392	9,4	88	nd	nd	nd	0
Gelatina preparada	67	1,6	15,2	nd	nd	nd	0
Gelatina Royal	99	27	63	0	0	254	0
Gelatina simples	342	87	0	0,3	0	250	0
Gelatinas comerciais							
abacaxi Assugrin Doce Menor 1 porção (81g)	6	nd	nd	nd	nd	nd	0
abacaxi Dietético Doce Menor 1 porção (85 g)	69	nd	nd	nd	nd	nd	0
abacaxi Diet Otker 1 porção (100g)	24	nd	nd	nd	nd	nd	0
abacaxi Diet Royal 1 porção (100g)	11	nd	nd	nd	nd	nd	0
abacaxi Gold Aspartame 1 porção (85,5g)	5	nd	nd	nd	nd	nd	0
abacaxi Otker 1 porção (100g)	68	nd	nd	nd	nd	nd	0
abacaxi Royal 1 porção (100g)	76	nd	nd	nd	nd	nd	0
abacaxi Sol 1 porção (100g)	68	nd	nd	nd	nd	nd	0
cereja Assugrim Doce Menor 1 porção (81g)	6	nd	nd	nd	nd	nd	0
cereja Diet Otker 1 porção (200g)	24	nd	nd	nd	nd	nd	0
cereja Diet Royal 1 porção (125g)	11	nd	nd	nd	nd	nd	0
cereja Otker 1 porção (100g)	68	nd	nd	nd	nd	nd	0
cereja Royal 1 porção (45g)	76	nd	nd	nd	nd	nd	0
cereja Sol 1 porção (100g)	68	nd	nd	nd	nd	nd	0
cola Otker 1 porção (100g)	67	nd	nd	nd	nd	nd	0
framboesa Açugrin Doce Menor 1 porç. (85,5g)	6	nd	nd	nd	nd	nd	0
framboesa Royal 1 porção (45g)	76	nd	nd	nd	nd	nd	0
frutas tropicais Otker 1 porção (100g)	68	nd	nd	nd	nd	nd	0
limão Diet Doce Menor 1 porção (85,5g)	6	nd	nd	nd	nd	nd	0
limão Diet Otker 1 porção (100g)	24	nd	nd	nd	nd	nd	0
limão Diet Sol 1 porção (100g)	10	nd	nd	nd	nd	nd	0
limão Otker 1 porção (100g)	68	nd	nd	nd	nd	nd	0

Alimentos (100 gramas)	Cal. (kcal.)	Prot. (grs.)	Carb. (grs.)	Gord. (grs.)	Coles (mgrs)	Sódio (mgrs)	Fibra (grs.)
limão Royal 1 porção (145g)	76	nd	nd	nd	nd	nd	0
limão Sol 1 porção (100g)	68	nd	nd	nd	nd	nd	0
limão Treme-Treme Royal 1 porção (120)	79	nd	nd	nd	nd	nd	0
Mônica Danone unidade	88	nd	nd	nd	nd	nd	0
morango Açugrin Doce Menor 1 porção (81g)	6	nd	nd	nd	nd	nd	0
morango Diet Doce Menor 1 porção (81g)	6	nd	nd	nd	nd	nd	0
morango Diet Otker 1 porção (100g)	24	nd	nd	nd	nd	nd	0
morango Diet Royal 1 porção (125g)	11	nd	nd	nd	nd	nd	0
morango Diet Sol 1 porção (100g)	10	nd	nd	nd	nd	nd	0
morango Gold Aspart. 1 porção (85,5g)	5,5	nd	nd	nd	nd	nd	0
morango Otker 1 porção (100g)	68	nd	nd	nd	nd	nd	0
morango Royal 1 porção (145g)	76	nd	nd	nd	nd	nd	0
morango Sol 1 porção (100g)	68	nd	nd	nd	nd	nd	0
morango Treme-Treme Royal 1 porção (120g)	79	nd	nd	nd	nd	nd	0
pêssego Diet Sol 1 porção (100g)	10	nd	nd	nd	nd	nd	0
pêssego Otker 1 porção (100g)	69	nd	nd	nd	nd	nd	0
sem sabor branca Royal 1 pacote (12g)	40	nd	nd	nd	nd	nd	0
Tutti-Frutti Royal 1 porção (145g)	76	nd	nd	nd	nd	nd	0
uva Diet Doce Menor 1 porção (85,5g)	6	nd	nd	nd	nd	nd	0
uva Otker 1 porção (145g)	68	nd	nd	nd	nd	nd	0
gelatina Uva Royal 1 porção (100g)	76	nd	nd	nd	nd	nd	0
uva Sol 1 porção (100g)	68	nd	nd	nd	nd	nd	0
Geléia dietética de mocotó sem açúcar	56	72	18	0	0	140	0
Geléia de maçã	254	0,3	63	0,1	0	nd	1,1
Geléia de marmelo	321	0,1	80	0,1	0	nd	nd
Geléia de mocotó	84	17	4	0	0	140	0
Geléia de morango	258	0,6	64	0,2	0	nd	0

46 | Tabela de Calorias

Alimentos (100 gramas)	Cal. (kcal.)	Prot. (grs.)	Carb. (grs.)	Gord. (grs.)	Coles (mgrs)	Sódio (mgrs)	Fibra (grs.)
Geléia de uva	272	0,2	67	0,1	0	nd	nd
(unidade)	60	2,5	0	5,5	270	9	0
Gema de ovo de galinha crua	352	16,4	0,6	30,1	1600	52	0
Gema de ovo de galinha, cozida	363	18	0	30	1600	52	0
Gemada	210	12	62	15	nd	nd	0
Gengibre moído	346	9,1	70,7	5,9	0	34	12
uma colher de chá	6,2	0,2	1,2	0,1	0	0,6	0
natural	69	1,7	15,1	0,7	0	13	2
Gérmen de trigo	367	25	40	11	0	nd	nd
Gin	236	0	0,4	0	0	0,3	0
Gin tónica	80	0	15	0	0	0	0
Gluten	425	85	10	8	0	nd	nd
Goiaba branca	70	2	20	1	nd	36	7
Goiaba vermelha	68	2	12	0	nd	40	7
goiaba, geléia	307	0,5	88	0,9	nd	38	5
Goiabada	274	0	89	0	0	24	6
Gongo	86	10,6	4,2	2,7	nd	nd	nd
Gordura de boi	898	0	0	99,7	0	0	0
Gordura de coco babaçu	883	0	0	98,1	0	0	0
Gordura de porco crua	813	3	0	89	0	0	0
Granola	495	7,7	62	25,2	0	256	5,8
Grão de bico verde, não dessecado	100	7	16	0,5	0	48	7
dessecado, cru	345	16,3	58	5,1	0	72,5	15
envassado	96	2,5	20,6	0,4	0	1185	10
Grapefruit	40	1	11	0	0	2	2,7
doce, em pasta	254	0,7	62	0,2	0	32	1,6
suco	43	0,4	10,2	0,1	0	0	0
Gravatá	51	0,6	13,5	0,1	0	0	0
Graviola	60	3	12	nd	nd	nd	nd
Groselha							
branca	34	0,7	7	0,5	0	2,5	0,9
da India	36	1	1,1	0,3	0	1	1

Alimentos (100 gramas)	Cal. (kcal.)	Prot. (grs.)	Carb. (grs.)	Gord. (grs.)	Coles (mgrs)	Sódio (mgrs)	Fibra (grs.)
preta	35	1,2	7,3	0,1	0	1	1
suco	42	0,3	10	0	0	0	0
xarope	246	0	90	0	0	nd	0
Guajiru, polpa	54	0,3	13,1	0,1	nd	nd	nd
Guando							
cru, verde	291	14,9	52	2,5	nd	nd	nd
seco, cru	332	25	54,2	1,3	nd	nd	nd
verde, cozido	135	7,7	25	0,6	nd	nd	nd
Guariroba	64	1,6	13,8	1	nd	nd	nd
Guaraná, amêndoas	68	9,3	1,7	2,7	0	nd	nd
Guaraná (refrigerante)	32	0	90	0	0	0	0
Haddock (peixe)							
cru	74	18	0	0,1	0	53	0
defumado	76	18	0	0,2	0	432	0
Halibut (peixe) cru	121	18,6	0	5,2	0	nd	0
defumado	218	21	0	15	0	nd	0
Hortelã (folhas)	32	30	54	1,5	0	30	6,9
2 colheres de sopa	5	0,3	0,9	0,1	0	3,4	0,7
1 colher de chá	1,4	0,1	0,2	0	0	1,7	0,1
Ingá, polpa	218	21	0	15	0	nd	nd
Inhame							
raiz sem casca	66	1,5	14,6	0,2	nd	nd	nd
talos de inhame	24	0,5	5,8	0,2	nd	nd	nd
Iogurte natural	82	5	14	1	4	64	0
Iogurte de frutas light	98	4	17	15	8	45	1
Iogurte desnatado	42	4,6	5,4	0,5	0	65	0
Iogurtes comerciais Agite acerola Danone Saquinho (100g)	81	nd	nd	nd	nd	nd	nd
Agite acerola Danone (caixa) 1 copo (200ml)	90	nd	nd	nd	nd	nd	nd
Agite morango Danone Saquinho (100g)	81	nd	nd	nd	nd	nd	nd
Agite morango Danone (caixa) 1 copo (200ml)	62	nd	nd	nd	nd	nd	nd
Bat Gut Yoplait 1 copo (200ml)	156	nd	nd	nd	nd	nd	nd

48 | Tabela de Calorias

Alimentos (100 gramas)	Cal. (kcal.)	Prot. (grs.)	Carb. (grs.)	Gord. (grs.)	Coles (mgrs)	Sódio (mgrs)	Fibra (grs.)
Bat Gut pêssego Yoplait 1 copo (200ml)	158	3,6	21	3	11	62	0
Bliss c/ leite de coco Nestlé 1 unidade	190	nd	nd	nd	nd	nd	nd
Bliss c/ morango Nestlé 1 unidade	174	3,4	21	3,1	11	60	0
Bliss c/ morango, framboesa, amora Nestlé 1 unidade	188	nd	nd	nd	nd	nd	nd
Bliss c/ uva Nestlé 1 unidade	187	nd	nd	nd	nd	nd	nd
Chambinho morango Nestlé 1 unidade	71	nd	nd	nd	nd	nd	nd
Chamy c/ laranja e acerola Nestlé unidade	168	3,6	21	3	11	62	0
Chamy c/ morango Nestlé 1 unidade	168	3,6	21	3	11	62	0
Chamy c/ pedaços e geléia morango Nestlé unidade	153	nd	nd	nd	nd	nd	0
Chamyto Nestlé Unid.	60	nd	nd	nd	nd	nd	nd
Corpus polpa de fruta morango Danone 120 gr	120	3	21	2,5	10	55	0
Corpus Diet coco e ameixa Danone unidade	51	nd	nd	nd	nd	nd	nd
Corpus Diet c/ polpa Danone unidade	57	nd	nd	nd	nd	nd	nd
Batavo morango 1 copo 200ml	206	nd	nd	nd	nd	nd	nd
Danette choc. branco Danone 1 unidade	168	3,6	26	3	11	62	0
Danette chocolate Danone 1 unidade	201	nd	nd	nd	nd	nd	nd
Danette doce de leite Danone unidade	167	3,6	21	3	11	62	0
Danimals Danone c/ frutas e cálcio unidade	125	nd	nd	nd	nd	nd	nd
Danfrut Danone Un.	149	nd	nd	nd	nd	nd	nd
Danone batidodesnatado 1 copo (200ml)	126	nd	nd	nd	nd	nd	nd
Danone c/ morango e mel 1 unidade	203	nd	nd	nd	nd	nd	0
Danoninho (140g)	213	nd	nd	nd	nd	nd	0
Danoninho frutas e cereais 1 pote (65g)	60	3	9	1,5	5	0	0
Danoninho morango 1 pote (45g)	60	3	9	1,5	5	0	0

Neil Stevens | 49

Alimentos (100 gramas)	Cal. (kcal.)	Prot. (grs.)	Carb. (grs.)	Gord. (grs.)	Coles (mgrs)	Sódio (mgrs)	Fibra (grs.)
Dan'up abacaxi c/ hortelã Danone 1 unidade	160	4	31	2	10	70	0
Dan'up acerola 1 unidade	160	4	31	2	10	70	0
Dan'up Danone 1 unidade	160	4	31	2	10	70	0
Dan'up frutas vermelhas 1 unidade	160	4	31	2	10	70	0
Dan'up kiwi Danone 1 unidade	60	4	31	2	10	70	0
Dan'up maçã, mamão e banana Danone 1 unidade	60	4	31	2	10	70	0
Dan'up morango Danone 1 unidade	160	4	31	2	10	70	0
Fruty Pauli frutas tropicais 1 unidade	170	5	30	2	9	70	0
Fruty Pauli maçã 1 unidade	172	6	31	2	9	70	0
Fruty Pauli maracujá 1 unidade	178	6	31	2	9	70	0
Fruty Pauli morango 1 unidade	180	3,6	21	3	11	62	0
Goly Gurt morango 1 copo (200ml)	184	nd	nd	nd	nd	nd	nd
iogurte batido c açúcar e mel Nestlé unidade	160	6	31	2	9	70	0
iogurte batido Danone unidade	84	nd	nd	nd	nd	nd	nd
iogurte c/ frutas secas Parmalat unidade	141	3,5	22	3	12	60	0
iogurte c/ mel Danone unidade	222	nd	nd	nd	nd	nd	nd
iogurte c/ mel Nestlé unidade	226	nd	nd	nd	nd	nd	nd
iogurte c/ polpa de ameixa -preta Parmalat	124	3	20	3,5	11	62	0
iogurte c/ polpa de coco Danone Un. 118 grs	130	3	22	3,6	10	60	0
iogurte c/ polpa de coco Nestlé unidade	139	3,4	20	4	11	64	0
iogurte c/ polpa de fruta Parmalat unidade	130	3,5	22	3,5	10	60	0
iogurte c/ polpa de morango Batavo Unid.	173	3,6	21	3	11	62	0
iogurte c/ polpa de morango Parmalat un.	134	3,5	22	3,6	11	60	0
iogurte c/ polpa de pêssego Parmalat Un.	130	3	20	3,5	10	60	0
iogurte desnatado Danone 1 copo (200ml)	126	nd	nd	nd	nd	nd	nd

50 | *Tabela de Calorias*

Alimentos (100 gramas)	Cal. (kcal.)	Prot. (grs.)	Carb. (grs.)	Gord. (grs.)	Coles (mgrs)	Sódio (mgrs)	Fibra (grs.)
iogurte desnatado Nestlé 1 unidade	92	nd	nd	nd	nd	nd	nd
iogurte Diet c/ polpa de maracujá Nestlé Unid.	72	nd	nd	nd	nd	nd	nd
iogurte Diet natural Nestlé 1 unidade	85	nd	nd	nd	nd	nd	nd
iogurte natural Danone 1 unidade	140	7	12	7	25	120	0
iogurte natural desnat. Paulista 1 unidade	73	nd	nd	nd	nd	nd	0
iogurte natural Nestlé unidade	154	6	31	2	9	70	0
iogurte natural Paulista 1 unidade	89	nd	nd	nd	nd	nd	0
Maxi Danoninho unidade	90	4	13	2,5	10	25	0
Ninho Soleil c/ cereal e fruta Nestlé unidade	137	nd	nd	nd	nd	nd	1
Parmalat c/ polpa de ameixa -preta unidade	124	nd	nd	nd	nd	nd	1
Parmalat natural unidade	123	nd	nd	nd	nd	nd	nd
Parmalat natural desnatado 1 unidade	88	nd	nd	nd	nd	nd	0
Pauli light unidade	55	nd	nd	nd	nd	nd	0
Pauli mel unidade	212	nd	nd	nd	nd	nd	0
Pauli c/ polpa de abacaxi 1 unidade	93	nd	nd	nd	nd	nd	1
Pauli c/ polpa de maçã unidade	90	nd	nd	nd	nd	nd	nd
Pauli c/ polpa de coco unidade	94	nd	nd	nd	nd	nd	nd
Pauli c/ polpa de morango 1 unidade	93	nd	nd	nd	nd	nd	nd
Pauli c/ polpa de pêssego 1 unidade	92	2,6	11	2	11	42	0
Pauli Croc c/ mel e cereais, 1 unidade	173	6	31	2	9	70	0
Pauli croc. c/ polpa de morango. unidade	112	nd	nd	nd	nd	nd	nd
Paulistinha 1 unidade	150	nd	nd	nd	nd	nd	nd
Yoplait c/ cenoura e laranja 1 unidade	192	nd	nd	nd	nd	nd	nd
Yoplait c/ mamão e fibras 1 unidade	202	nd	nd	nd	nd	nd	nd
Yoplait c/ mel unidade	212	nd	nd	nd	nd	nd	nd

Alimentos (100 gramas)	Cal. (kcal.)	Prot. (grs.)	Carb. (grs.)	Gord. (grs.)	Coles (mgrs)	Sódio (mgrs)	Fibra (grs.)
Yoplinho Petit Suisse unidade	86	nd	nd	nd	nd	nd	nd
Yoplinho Yoplait Unid.	97	nd	nd	nd	nd	nd	nd
Yop Yoplait coco Unid.	165	6	31	2	9	70	0
Jabuticaba	44	0,5	11,2	0	0	nd	nd
Jaca, polpa	52	2,2	10	0,3	nd	nd	nd
Jaca, caroço	136	3,5	30	0,3	nd	nd	nd
Jacaré, carne de	108	22,8	0	1,2	nd	nd	0
Jacunda (peixe)							
crua	106	18,8	0	2,8	nd	nd	0
salgada	334	54	0	11,3	nd	nd	0
Jacutupé	45	1,2	10,6	0,1	nd	nd	nd
Jambo	50	0,8	12,8	0,2	nd	nd	nd
Jambu	32	1,9	7,2	0,3	nd	nd	nd
Jamelão	66	0,6	16	0,2	0	nd	nd
Jatobá	115	1	29	0,7	nd	nd	nd
Jenipapo	81	1,1	18	0,4	nd	nd	nd
desidratado	363	5,2	81	1,9	nd	nd	nd
Jiló	38	1,4	7	1,1	0	nd	nd
Juá	79	0,6	19,8	0,7	0	nd	nd
Jujuba chinesa	54	1,1	11,9	0,2	0	nd	nd
Jurubeba	41	3,3	8,1	0,4	0	nd	nd
Kefir	37	3,1	2,7	2	nd	nd	0
Ketchup	98	2,1	24	0,5	0	1700	0
Koumiss	89	2,7	3,6	7	nd	nd	nd
Lagosta							
crua	91	18,3	0	2	200	270	0
cozida	98	24	0	1,8	200	260	0
em conserva	160	30,62	0	4,2	180	1600	0
Lagostim	112	25	0,2	1	180	270	0
Laranja	45	0,6	9,8	0,4	0	2	4,6
laranja Bahia	42	0,8	10	0,2	0	2	4,5
laranja-china	46	0,6	10	0,4	0	2	4,5
laranja-da-baía	43	0,5	9	0,3	0	1,8	4,7

52 | *Tabela de Calorias*

Alimentos (100 gramas)	Cal. (kcal.)	Prot. (grs.)	Carb. (grs.)	Gord. (grs.)	Coles (mgrs)	Sódio (mgrs)	Fibra (grs.)
laranja-da-terra	18	0,5	3	0,3	0	1,7	4,6
laranja-pêra	43	0,6	10	0,1	0	1,5	4
laranja seleta	52	0,5	12	0,5	0	1,5	4,2
laranja seleta Itaboraí	48	0	12	0,1	0	1,4	4
compota de laranja	341	0,6	84	0,4	0	3	3
doce em pasta	316	0,6	78	0	0	nd	nd
geléia de laranja	340	0,2	59	0,3	0	nd	nd
suco fresco	64	0,6	13,1	0,4	0	0,9	0
suco industrializado	48,5	0,8	11	0,2	0	nd	0
laranjinha-japonesa	48	0,4	12	05	0	nd	4
Lasanha	151	9	13	7	19	342	1
Leites							
leite acidófilo	57	3,5	3	3,5	nd	nd	0
leite albuminoso em pó	483	37	23	27	nd	nd	0
leite colostro	48	2	4,6	2,6	nd	nd	0
leite c/ chocolate	120	2	5	3	nd	nd	0
leite c/ malte	210	3	6	4	nd	nd	0
leite comum de vaca integral cru	65	3,2	4,8	3,6	13,6	49	0
integral cozido	62	3,2	4,6	3,3	13,6	49	0
integral em pó	498	25	40	26	97	371	0
integral concentrado	160	8	10,9	9,3	nd	nd	0
desnatado	33	3,3	4,5	0,2	nd	nd	0
semidesnatado	45	3,2	4,5	1,6	nd	nd	0
semidesnatado concentrado	133	6,5	9,8	7,5	nd	nd	0
leite de búfala	105	4,7	4,8	7,4	nd	nd	0
leite de burra	44	1,7	6,6	1,2	nd	nd	0
leite de cabra	92	4,3	5,2	6	16	48	0
leite de camela	62	3,9	5,5	2,8	nd	nd	0
leite de égua	203	10,4	2,8	17,1	nd	nd	0
leite de mulher	66	1,6	6,8	3,6	nd	nd	0
leite de ovelha	96	5,6	5,7	5,5	10	67	0
leite de soja	33	2,7	1,8	1,9	0	12	1,3

Alimentos (100 gramas)	Cal. (kcal.)	Prot. (grs.)	Carb. (grs.)	Gord. (grs.)	Coles (mgrs)	Sódio (mgrs)	Fibra (grs.)
leite de soja em pó	429	42	28	20	0	64	nd
Leites comerciais							
leite comum Leco	65	3,9	4,8	3	nd	nd	0
leite condensado Glória 1 c. sopa (20 grs.)	66	nd	nd	nd	nd	nd	0
leite condensado Moça	336	7,8	55	9	46	143	0
1 colher de sopa	65	1,4	11	1,8	9	28	0
leite condensado Mococa 1 c. de sopa	66	1,5	10	1,8	9	28	0
leite desnatado light Dona Vaca	33	nd	nd	nd	nd	nd	0
leite desnatado Long Paulista	35	nd	nd	nd	nd	nd	0
leite em pó integral Bônus	62	nd	nd	nd	nd	nd	0
leite em pó integral Glória	74	nd	nd	nd	nd	nd	0
leite em pó integral Mococa 1 c. sopa	50	nd	nd	nd	nd	nd	0
leite em pó desnatado TP Glória 2 c. sopa	17	nd	nd	nd	nd	nd	0
leite em pó Molico Nestlé	35	3,5	0	2,5	2,5	40	0
leite em pó Ninho Crescimento	36	3,5	5	3,4	10	42	0
leite em pó Ninho Instantâneo	33	3,5	5	3,5	10	42	0
leite em pó Ninho tradicional	33	3,5	5	3,5	10	42	0
leite em pó semidesnatado Bônus	22	nd	nd	nd	nd	nd	0
leite integral Dona Vaca	64	nd	nd	nd	nd	nd	0
leite integral TP Glória	62	nd	nd	nd	nd	nd	0
leite integral Paulista	62	nd	nd	nd	nd	nd	0
leite integral Parmalat	60	3	5	3	10	45	0
leite longa vida desnatado Parmalat	35	3	5	0,5	2,5	50	0
leite longa vida enriq. c/ ferro Parmalat	60	3	5	1,8	10	45	0
leite longa vida Molico desnatado	36	3,5	4	3,5	9	40	0
leite longa vida semidesnatado Molico	48	3,5	4	1	5	45	0
leite semidesn. Glória	48	nd	nd	nd	nd	nd	0
leite semidesnatado Leco	39	3	4	2	3	40	0
leite semidesnatado Longa Vida Parmalat	40	3	5	1	5	45	0

54 | Tabela de Calorias

Alimentos (100 gramas)	Cal. (kcal.)	Prot. (grs.)	Carb. (grs.)	Gord. (grs.)	Coles (mgrs)	Sódio (mgrs)	Fibra (grs.)
leite de soja SOY	45	2,5	6	1,2	0	40	0
leite de soja Ades	40	2,5	2,5	1,8	0	60	0
Lentilhas							
naturais (secas)	314	23,8	54	1,8	0	38	11,7
cozidas	127	5	25	0,2	0	21	6
enlatadas	102	7,1	19,5	0,3	0	470	10
brotos frescos	106	8,9	22,4	0,5	0	11	1
brotos cozidos sem sal	101	8,8	21,2	0,4	0	10	0,8
brotos cozidos com sal	101	8,8	21,2	0,5	0	246	0,8
farinha de lentilha	326	23	54	1,9	0	nd	nd
purê em conserva	36	2,7	6,8	0,1	0	nd	nd
lentilha d água	19	2,1	2,8	0,3	nd	nd	nd
Lévedo de cerveja em pó	345	46	36	1,6	0	nd	nd
Lévedo prensado fresco	108	13,3	12,7	0,4	0	nd	nd
Levedura "Fleishman"	77	14,1	8,2	0,5	nd	nd	nd
Lichia	60	0	10	0	0	nd	nd
Lichia seca	250	0	50	0	0	nd	nd
Lima	51	0,8	12	0,1	0	2	2,8
Lima-da-Pérsia	32	0,7	10,5	0,2	0	2	2,7
Limão	20	1,2	10,7	0,3	0	3	4,7
Limão-Caiena	27	1,3	10	0,3	0	3	4,5
Limão-doce	37	0,8	6,2	0,9	0	nd	0
limão doce em pasta	259	0,7	63	0,1	0	nd	3
Limão verde	28	0,6	8,1	0,6	0	2	4
suco de limão verde	39	9,8	0	0	0	1	0
geléia de limão	249	0,4	61	0,1	0	nd	nd
Lingua							
lingua de boi crua	158	18	0	9,2	90	56	0
lingua de boi cozida	287	19,5	0	23	80	50	0
lingua de boi defumada	384	28	0	30	80	130	0
lingua de boi dessecada	373	29	0	29	70	123	0
en conserva, enlatada	195	23,1	0	11	60	340	0
lingua de boi salgada	298	19,5	0	23	67	850	0

Neil Stevens | 55

Alimentos (100 gramas)	Cal. (kcal.)	Prot. (grs.)	Carb. (grs.)	Gord. (grs.)	Coles (mgrs)	Sódio (mgrs)	Fibra (grs.)
lingua de carneiro	276	17,5	0	22,9	90	79	0
lingua de ovelha	315	20	0	26	90	70	0
lingua de porco crua	303	29	0	38	60	65	0
lingua de porco defumada	387	26	0	31,5	nd	nd	0
lingua de porco em banha	327	26,2	0	24,7	nd	nd	0
lingua de vitela	322	21	0	26,4	nd	nd	0
Linguado							
cru	77	16,5	0,5	1,3	50	78	0
assado ou grelhado	90	18	0,2	1,5	50	120	0
Linguiça							
de porco fina, crua	304	12,1	0	27,5	70	876	0
de porco grossa, crua	370	10	0	30	78	900	0
de porco grossa, enlatada	377	10	0	32	90	1300	0
linguiça em defumar	350	23	0	28	120	nd	0
linguiça tipo Frankfurt	248	21	0	18	nd	nd	0
Lirio chinês, bulho fresco	106	2,3	22,9	0,6	nd	nd	nd
Lirio chinês, bulho seco	287	5,5	65	0,3	nd	nd	nd
Lisa (peixe)	92	20,6	0	1	nd	nd	0
Lombo de boi cru	191	19	0	12,7	nd	nd	0
assado	290	23	0	22	nd	nd	0
Lombo de porco							
cru	363	16,9	0	35	nd	nd	0
cozido e defumado	389	23	0	33	nd	nd	0
Lotus, rizoma	57	1,5	12,4	0,2	0	nd	nd
Lúcio ou solha (peixe) cru	78	18,3	0	0,5	0	nd	0
Lula fresca	84	18	0,5	1,3	170	250	0
assada ou grelhada	120	26	1	3	230	400	0
cozida	92	22	0	0,2	150	nd	0
enlatada	90	17	0,5	2	170	700	0
Macadâmia torrada com sal	718	7,3	12,9	76,5	0	260	9,3
Maçã assada	102	0,8	27	0,5	0	2,2	3
Maçã cozida sem pele	53	0,4	13,6	0,4	0	1	2,4
Maçã seca crua	240	0	70	0	0	nd	5

56 | *Tabela de Calorias*

Alimentos (100 gramas)	Cal. (kcal.)	Prot. (grs.)	Carb. (grs.)	Gord. (grs.)	Coles (mgrs)	Sódio (mgrs)	Fibra (grs.)
Maçã verde	61	0	16	0	0	nd	3
Maçã vermelha	64	0,4	14	0,5	0	nd	3
Maçã em conserva, enlatada	47	0,1	11	0,3	0	nd	2
Maçã, farinha de	364	1,5	84	2,5	0	nd	1,6
Geléia de maçã	254	0,3	63	0,1	0	nd	1,1
Passa de maçã	293	1,6	66,7	2,2	0	nd	1,8
Purê açucarado de maçã	80	0,2	19,7	0,3	0	nd	nd
Suco de maçã	49	1	10	0,3	0	nd	0
Macarrão caseiro	318	11,8	58,8	3,1	0	18	1
Macarrão caseiro cozido	105	3,4	22,3	0,2	0	16	0,8
Macarrão cru, sem ovos	344	14	69	0,9	0	18	0,9
Macarrão cru, com ovos	353	14	69	2,4	0	18	1
Macarrão com ovos, cozido	96	3,7	19,4	0,4	0	17	1
Macarrão de arroz	360	4,9	82	12	0	12	1,5
Macarrão integral cozido	345	14	71	0	0	nd	3
Macarronada	243	8	27,4	12	0	nd	nd
Macarrão comercial							
macarrão à carbonara Arisco	362	nd	nd	nd	nd	nd	nd
macarrão à carbonara Maggi	402	nd	nd	nd	nd	nd	nd
macarrão Adria italianíssimo	354	nd	nd	nd	nd	nd	nd
macarrão Adria semôla	344	nd	nd	nd	nd	nd	nd
macarrão à matriciana Maggi	387	nd	nd	nd	nd	nd	nd
macarrão ao champignon e com ervas finas Maggi	382	nd	nd	nd	nd	nd	nd
macarrão ao queijo Maggi	398	nd	nd	nd	nd	nd	nd
macarrão cabelo-de-anjo Adria	358	nd	nd	nd	nd	nd	nd
macarrão De Cecco Fettuccini	350	nd	nd	nd	nd	nd	nd
macarrão oriental Maggi pacote	325	nd	nd	nd	nd	nd	nd
macarrão Raineri pacote	358	nd	nd	nd	nd	nd	nd
macarronada 1 prato	389	nd	nd	nd	nd	nd	nd
macarronada instant. bolonhesa Nissin pacote	500	nd	nd	nd	nd	nd	nd
macarronada instantânea calabresa Nissin pacote	495	nd	nd	nd	nd	nd	nd

Neil Stevens | 57

Alimentos (100 gramas)	Cal. (kcal.)	Prot. (grs.)	Carb. (grs.)	Gord. (grs.)	Coles (mgrs)	Sódio (mgrs)	Fibra (grs.)
macarronada instant. carne Nissin pacote	499	nd	nd	nd	nd	nd	nd
macarronada instant. galinha Nissin pacote	500	nd	nd	nd	nd	nd	nd
Macarrão chinês (soja)	520	14	62	26	0	nd	nd
Macaúba, coco de	243	4,4	27,9	13,8	0	nd	nd
Maionese	663	2	0,6	62,7	nd	nd	0
Maionese light	258	nd	16	16	nd	nd	0
Maizena	385	0,3	96	0	0	nd	nd
Malte amarelo	364	10,4	75,2	2,4	nd	nd	nd
Malte verde	387	12	79,2	2,3	nd	nd	nd
Malte tostado	346	10,5	70,2	2,6	nd	nd	nd
Malte em pó	368	13,1	77,5	1,9	nd	nd	nd
Mamão verde	58	0,5	12,5	0,4	0	0	3
Mamão maduro	68	0,2	14,5	1	0	0	3
Mamão papaia	78	0,3	15,4	1	0	0	3
Mandioca cozida	119	0,6	28,9	0,2	0	nd	nd
Mandioca frita	352	1,2	55,2	14,5	0	nd	nd
Mandioca, farinha	336	2,6	87	0,1	nd	nd	nd
Mandioca integral, farinha	342	1,3	83	0,4	0	nd	nd
Mandioca, folha	91	7	18,3	1	0	nd	nd
Mandioca, polvilho de	352	0,6	85	0,2	0	nd	nd
Mandioquinha	125	1,5	29,2	0,3	nd	nd	nd
Manga	64	0,4	0,4	0,3	0	3	2
Manga-espada	72	0,4	17	0,3	0	3	2
Manga-rosa	70	0,4	16,5	0,3	0	3	1,9
Manga em calda	102	0,5	24,2	0,3	0	nd	nd
Mangaba	47	0,7	10,5	0,3	nd	nd	nd
Mangalô, grão	334	22,1	61,2	1	0	nd	nd
Manjuba crua (peixe)	99	18,5	0	2,2	nd	nd	0
Manjuba salgada	176	37	0	1,6	nd	630	0
Mangarito	107	2,9	23	0,2	nd	nd	nd
Mangostão	68	0,6	14	1	0	nd	nd

58 | *Tabela de Calorias*

Alimentos (100 gramas)	Cal. (kcal.)	Prot. (grs.)	Carb. (grs.)	Gord. (grs.)	Coles (mgrs)	Sódio (mgrs)	Fibra (grs.)
Manteiga							
com sal	766	1,3	0	84,5	nd	nd	0
sem sal	754	1,3	0	83,2	nd	nd	0
de amêndoas	633	15	21,2	59,1	0	11	3,7
de amendoim	589	24	21	49,9	0	486	6,6
de coco	884	0	0	100	0	0	0
de noz moscada	884	0	0	100	0	0	0
de sementes de girassol, sem sal	579	19,6	27,4	47,7	0	3	3,9
de gergelim	595	18	25,4	50,8	0	12	5,5
Mapará cru (peixe)	115	18,9	0	3,8	nd	130	0
Maracujá comum (polpa)	90	2,2	21,2	0,7	nd	nd	nd
Maracujá doce (polpa)	126	2,3	24,1	0,7	nd	nd	nd
Maracujá gigante, suco	80	2,2	19,2	0,7	nd	nd	0
Maracujá Melão	98	4	22	0,7	nd	nd	nd
Maracujá vermelho	117	5,3	24,9	1,2	nd	nd	nd
Margarina							
comum	747	0,3	0	82,8	50	1160	0
vegetal	747	0,3	0	82,8	0	1160	0
Margarinas comerciais Alpina 1 c. chá (10 g)	37	0	0	8,2	5	116	0
Claybon tablete	740	0,3	0	84	0	1200	0
Delícia cremosa 1 c. chá (10 g)	74	0	0,1	7	0	100	0
Delícia forno e fogão 1 c. chá (10 g)	74	0	0,2	6,1	0	90	0
Halvarina Cremosy 1 c. chá (10 g)	36	0	0,3	8,7	0	98	0
Halvarina Delícia light 1 c. chá (10 g)	36	0	0	5,6	0	65	0
Halvarina Deline Sadia 1 c. chá (10 g)	37	0	0	5,7	0	73	0
Halvarina Primorina 1 c. chá (10 g)	36	0	0	6,3	0	nd	0
margarina Primor 1 c. chá (10 g)	74	0	0	7,4	0	nd	0
margarina Qualy c/ sal 1 c. chá (10 g)	75	0	0	7,1	0	nd	0
margarina Qualy s/ sal 1 c. chá (10 g)	75	0,1	0	8,1	0	nd	0
margarina Sofiteli 1 c. chá (10 g)	74	0	0	6,3	0	nd	0

Alimentos (100 gramas)	Cal. (kcal.)	Prot. (grs.)	Carb. (grs.)	Gord. (grs.)	Coles (mgrs)	Sódio (mgrs)	Fibra (grs.)
Marimba (peixe)	175	0	20,8	9,6	0	nd	0
Marmelo	63	0,6	16,3	0,3	0	nd	nd
Marmelo, geléia	321	0,1	80	0,1	0	nd	nd
Marmelada	252	0,9	61	0,2	nd	nd	nd
Marsmellow	463	8,3	72,8	15,5	nd	nd	nd
Martini	160	0	14	0	0	0	0
Massa desidratada para empada	451	8	65,2	16,6	nd	nd	nd
Massa para pão	209	5,8	39,4	2,9	nd	nd	nd
Massa para pastel	241	29,7	29	6	nd	nd	nd
Massa para torta	218	4,5	38,5	5	nd	nd	nd
Massas comerciais							
massa p/ macarrão Maggi	363	nd	nd	nd	nd	nd	nd
massa p/ pastel Frescarini unidade (15 g)	45	nd	nd	nd	nd	nd	nd
massa Petybon cozida	143	nd	nd	nd	nd	nd	nd
massa de pizza Frescarini	277	nd	nd	nd	nd	nd	nd
Mastruço	42	3,8	7,6	0,7	nd	nd	nd
Mate, folha desecada	206	11	24,2	7	0	nd	nd
Maxixe	5	0,1	1	0,1	0	0	nd
Madronho	117	1,2	25	1	0	0	nd
Mel de abellas	312	0	78	0	0	5	0
Mel de bananas	232	1,4	56	0	0	nd	nd
Mel de maçãs	275	0	68	0	0	0	0
Mel de peras	276	0	69	0	0	0	0
Mel de tâmaras	252	0	63	0	0	0	0
Melaço	272	0	68	0	0	0	0
Melado de cana	347	0	86	0	0	0	0
Melancia	31	0,5	4,5	0,1	0	0,3	0,4
Melão	30	0,8	6,3	0,1	0	0,2	0,7
Melão de S. Caetano	19	0,9	3,5	0,1	0	0,3	0,8
Merluza (peixe)							
crua (peixe)	200	15,8	0,8	2,8	50	114	0
cozida	232	17,2	0	18,2	50	115	0

60 | *Tabela de Calorias*

Alimentos (100 gramas)	Cal. (kcal.)	Prot. (grs.)	Carb. (grs.)	Gord. (grs.)	Coles (mgrs)	Sódio (mgrs)	Fibra (grs.)
dessecada	330	18,6	0	27,8	50	650	0
Mero (peixe)	73	18	0	0,1	32	110	0
Mero vermelho	95	16	0	3	30	120	0
Mexilhão cru	96	14,4	4,5	2,3	nd	220	0
Mexilhão cozido	78	14,4	0	2,3	nd	230	0
Mexilhao em conserva	82	12	2	2,9	150	700	0
Milhete, grão inteiro	360	11,8	72,8	2,4	0	15	nd
Milho							
amarelo, cru	363	11,8	70	4,5	0	17	2,7
branco, cru	354	8,7	71	3,8	0	15	2,7
cozido com sal	108	3,3	25,1	1,2	0	253	2,8
cozido sem sal	108	3,3	25	1,3	0	17	2,8
doce, cru	386	11	66	8	0	17	2,8
doce, cozido	100	2,7	20	0,7	0	17	2,9
verde, cru	325	6,2	64	5	0	16	3
duro	364	10,1	70	4	0	23	4
milho mole	376	11	70	5	0	17	3
seco, amarelo	327	10	70	4,9	0	18	3
amido de milho	328	9,7	71	0,6	0	0	3
creme de milho	344	7,8	73	2,2	0	nd	nd
milho doce, em conserva	98	2,8	19	1,2	0	213	2
milho verde em conserva	101	3	19	1	0	243	3
flocos de milho	383	8,2	86	0,4	0	24	3
fécula de milho	344	1	85	0,1	0	nd	nd
xarope de milho	296	0	74	0	0	0	0
angu de milho	120	3	30	1	0	nd	0
Mingau	137	3	23	4	nd	nd	nd
Miolos	119	9	0	9,3	nd	nd	0
Misturas para bolos	412	5,7	75	10,1	nd	nd	nd
Misturas para pizzas	406	8,1	72	9	nd	nd	nd
Miúdos de boi	56	14	0	1,3	nd	nd	0
Miúdos de galinha	160	23,4	0	7,4	nd	nd	0
Mocotó, geléia	84	17	4	0	0	140	0

Neil Stevens | 61

Alimentos (100 gramas)	Cal. (kcal.)	Prot. (grs.)	Carb. (grs.)	Gord. (grs.)	Coles (mgrs)	Sódio (mgrs)	Fibra (grs.)
Molhos							
molho adridoce	100	0	27	0	0	nd	0
molho de ameixas	184	0,9	42,8	1	0	538	0,7
molho barbecue	180	3	nd	nd	0	nd	0
bernaise	352	0	70	0	0	3500	0
bernaise desidratado	362	14,1	59,7	9	1	3390	0
bechamel	130	3,4	9,4	8,8	nd	nd	0
à bolonhesa	180	6,6	10	13,1	0	nd	0
curry desidratado	427	9,3	50,6	23,1	1	4080	0
molho de gergelim	600	19,2	23,3	52,3	0	nd	0
molho holandês	374	13,7	62,4	9,3	1	2600	0
molho inglês	91	1,5	8	6,9	nd	nd	0
molho de iogurte	90	3	5	4	nd	nd	0
molho de laranja (para pato)	80	2	10	0	0	nd	0
molho de mostarda	300	2	15	30	0	nd	0
molho ao pesto	600	18	7	49	nd	nd	nd
molho de pimenta	27	0,8	7,2	0,2	nd	nd	0
molho de queijo	197	10,3	5,4	14,9	38	493	0
molho de queijo Roquefort	550	12	7	49	nd	nd	0
molho de raiz forte	200	nd	nd	8	nd	nd	nd
molho rosé	900	12	11	16	nd	nd	0
molho de soja (shoyu)	53	5,1	8,5	0,1	0	5715	0
Tabasco	12	1,2	0,8	0,7	0	633	0,6
molho tártaro	589	2,3	0,7	63	nd	nd	0
Teriyai	84	5,9	15,9	0	0	3833	0
molho de tomate	77	1,7	7,2	4,6	nd	nd	0,1
molho de tucupi	174	0,5	42	0,1	nd	nd	nd
vinagrete	658	0,1	0,2	73	nd	nd	0
Morangos	34	0,7	7	0,5	0	2,5	0,9
morango industr., em água	47	0,9	9,4	0,7	0	nd	0
morango industr., em xarope	96	0,7	23	0,2	0	nd	0
morango, geléia	258	0,6	64	0,2	0	nd	0
morango, suco de	19	0,2	4,4	35	0	nd	0

62 | Tabela de Calorias

Alimentos (100 gramas)	Cal. (kcal.)	Prot. (grs.)	Carb. (grs.)	Gord. (grs.)	Coles (mgrs)	Sódio (mgrs)	Fibra (grs.)
Morcela	258	16,7	1,5	20,6	nd	nd	nd
Moréia (peixe)	126	18,2	0	5,4	nd	nd	0
Mortadela	277	18,4	2,8	20,8	55	1019	0
Mostarda amarela	78	4,5	5	4,5	nd	nd	0,1
Mostarda chinesa, folha	28	2	4,4	0,3	nd	nd	nd
Mostarda crespa, folha crua	28	2,3	4	0,3	nd	nd	nd
Mostarda crespa, folha cozida	28	2,3	4	0,2	nd	nd	nd
Mozarela	324	27	0	24	nd	nd	0
Mucilon	388	9	80	1,5	nd	nd	nd
Mucunã, semente	345	28,5	54	1,4	nd	nd	nd
Muçum (peixe)	86	17,5	0	1,2	nd	nd	0
Murici do campo, fruto	60	1,3	11,1	1,1	0	0	nd
Nabiça, folhas	28	3	5	0,3	0	nd	nd
Nabo cru, bulbo	35	1,1	7,1	0,2	0	58	1,2
Nabo cozido, bulbo	22	0,9	4,4	0,1	0	nd	1,2
Nabo, folhas de	32	2,9	4,2	0,4	0	nd	nd
Nabo, bulbo desidrat.	390	11,5	60	0,5	0	nd	nd
Nabo em conserva	21	1,3	4,7	0,2	0	3200	1
Namorado cru (peixe)	86	14,9	0	3	nd	nd	0
Namorado cozido	121	20,9	0	4,1	nd	nd	0
Nanon em pó	510	12,5	56	26	nd	nd	nd
Nata, 10% de gordura	119	3,4	4	10	nd	nd	0
Nata, 20% de gordura	206	3,5	10	20	nd	nd	0
Nectarina	64	17,1	0,6	0	0	0	1,6
Nêspera	46	0,4	10,6	0,6	0	6	10,2
Nescau	215	19,2	50	12,7	nd	nd	nd
Nessucar	388	0	97	0	0	0	nd
Nhoque	118	4,4	21,4	1,9	0	nd	nd
Nidex em pó	374	0,5	94	0	nd	nd	nd
Niquim cru (peixe)	154	27,7	0	4	nd	nd	0
Nopal	16	1,3	4	59	0	47	5,2
Noz de cola	235	9,2	46	1,3	0	nd	nd
Nozes	705	14	4	59	0	47	5,2

Neil Stevens | 63

Alimentos (100 gramas)	Cal. (kcal.)	Prot. (grs.)	Carb. (grs.)	Gord. (grs.)	Coles (mgrs)	Sódio (mgrs)	Fibra (grs.)
Nozes pecan	750	10,3	13	73	0	45	5
Óleos							
Becel 1 c. sopa (10 g)	90	0	0	99,8	0	0	0
Cocineiro 1 c. sopa (10 g)	90	0	0	99,8	0	0	0
de abacate 1 colher de sopa	90	0	0	99,8	0	0	0
de algodão 1 colher de sopa	90	0	0	99,8	0	0	0
de amendoim 1 c. sopa (10 g)	90	0	0	99,8	0	0	0
de bacaba 1 c. sopa (10 g)	90	0	0	99,8	0	0	0
de canola 1 c. sopa (10 g)	90	0	0	99,8	0	0	0
de caroço de algodão 1 c. sopa	89	0	0	99,8	0	0	0
de coco babaçu	89	0	0	99,8	0	0	0
de coco 1 c. sopa (10 g)	135	0	0	99,8	0	0	0
de coco babaçu 1 c. sopa (10 g)	90	0	0	99,8	0	0	0
de fígado de bacalhau 1 c. sopa (10 g)	130	0	0	99,8	57	0	0
de gergelim 1 c. sopa (10 g)	90	0	0	99,8	0	0	0
de germe de trigo 1 c. sopa (10 g)	89	0	0	99,8	0	0	0
de girassol 1 c. sopa (10 g)	90	0	0	99,8	0	0	0
de margarina 1 c. sopa (10 g)	75	0	0	99,8	0	0	0
de milho 1 c. sopa (10 g)	90	0	0	99,8	0	0	0
de milho Mazola 1 c. sopa (10 g)	90	0	0	99,8	0	0	0
de mostarda 1 colher de sopa	90	0	0	99,8	0	0	0
de peixe 1 c. sopa (10 g)	90	0	0	99,8	460	0	0
de pequi 1 c. sopa (10 g)	90	0	0	99,8	0	0	0
de salmão 1 c. de sopa (10 gr.)	90	0	0	99,8	480	0	0
de sardinhas 1 c. de sopa (10 gr)	90	0	0	99,8	710	0	0
de soja 1 c. sopa (10 g)	90	0	0	99,8	0	0	0
de soja Lisa 1 c. sopa (10 g)	81	0	0	99,8	0	0	0
de boi cru (peixe)	124	20,4	0	4,1	nd	nd	0
Omelete	104	11	2,2	12	nd	nd	0
com carne de boi (65 gr.)	109	8	1	8	nd	nd	0
com presunto ou bacon (65 grs.)	109	9	1	9	nd	nd	0
Orègão	19	0,9	3,1	0,4	nd	nd	nd

64 | *Tabela de Calorias*

Alimentos (100 gramas)	Cal. (kcal.)	Prot. (grs.)	Carb. (grs.)	Gord. (grs.)	Coles (mgrs)	Sódio (mgrs)	Fibra (grs.)
Ostras cruas	80	10,2	0,7	1,4	200	470	0
Ostras em conserva	72	8,8	3,9	2,4	200	2300	0
Ovas de peixe, cruas	113	24,3	0	1,8	490	100	0
Ovas de peixe, em conserva	382	41,12	0	24,2	400	1800	0
Oveva crua (peixe)	95	21,5	0	0,4	nd	nd	0
Ovo de avestruz, clara crua	39	9,7	0	nd	nd	nd	0
Ovo de avestruz, gema crua	87	13,9	0	nd	nd	nd	0
Ovo de codorna	161	13,1	1	11,1	844	141	0
Ovo de galinha							
Benedict (155 grs.)	287	16	14	17	nd	nd	0
cozido	157	12,8	0,7	11,5	424	123	0
inteiro cru	150	12,3	0	11,3	512	97	0
inteiro desidratado	492	46	0	34	1512	178	0
inteiro frito	216	3,8	0	17,2	459	353	0
inteiro pasado por água quente	156	3,8	0	11,1	424	124	0
clara crua	43	10,8	0	nd	nd	nd	0
gema crua	352	16,3	0	nd	nd	nd	0
clara cozida	54	12,8	0	nd	nd	nd	0
gema cozida	363	16,7	0	nd	nd	nd	0
clara desidratada	368	85,9	0	6,3	nd	nd	0
Ovo de gansa inteiro cru	185	13,9	1,3	13,3	nd	nd	0
Ovo de iguana	59	12,3	0	1,3	nd	nd	0
Ovo de pata inteiro, cru	184	13,1	0,8	14,3	nd	nd	0
Ovo de pata, gema crua	348	15,1	0	38,7	nd	nd	0
Ovo de perua inteiro, cru	165	13,1	1,7	11,8	nd	nd	0
Ovo de tartaruga inteiro, cru	107	12,6	0,9	6,3	nd	nd	0
Ovo de tacajá	222	16,3	1,8	16	nd	nd	0
Ovomaltine	412	14,3	72,1	7,4	nd	nd	nd
Pablum	370	15	70,8	3	nd	nd	nd
Pacu branco (peixe)	102	18,9	0	3	nd	nd	nd
Paio	330	29,5	0	23,6	nd	nd	nd
Palmito cru	26	2,2	5,2	0,2	nd	nd	nd
Palmito em conserva	18	1,6	3,7	0,1	nd	630	nd

Neil Stevens | 65

Alimentos (100 gramas)	Cal. (kcal.)	Prot. (grs.)	Carb. (grs.)	Gord. (grs.)	Coles (mgrs)	Sódio (mgrs)	Fibra (grs.)
Palombeta crua (peixe)	89	20,4	0	23,8	95	54	0
Palombeta em conserva	229	49	0	3,3	90	640	0
Pamonha	254	4,4	42,9	7,6	nd	nd	nd
Pampo cru (peixe)	104	19,2	0	19,2	nd	nd	0
Pampo salgado	193	40,2	0	1,8	nd	nd	0
Páncreas de boi	176	16,8	0	12,1	nd	nd	0
Panetone	300	6	46	7	0	nd	1
Panqueca	189	9,2	26,6	5,5	nd	nd	nd
Pães							
alemão	263	8,9	56,5	0,2	0	380	3
árabe	275	10	80	0	0	400	4
de aipim	298	8,7	57,9	3	0	380	2,9
de batata inglesa	277	8,2	58,2	0,9	0	397	2,7
de cará	273	5,8	62,1	1,1	0	nd	nd
de centeio, claro	247	6	54	0,8	0	560	4
de centeio, escuro	247	6	54	0,8	0	560	4
de centeio, integral	232	10,4	45,5	0,9	0	560	4
de cevada	302	7,2	62,2	0,2	0	407	3
de leite	305	9,8	62,4	1,9	nd	nd	nd
de soja	283	14,3	51,8	1,9	0	nd	3,4
doce	274	1,4	56,3	7,5	0	nd	nd
de glúten	254	25,1	29,9	3,8	0	nd	nd
francês	269	9,3	57,4	0,2	0	428	2,2
italiano	356	8,7	53,7	0,8	0	584	2,7
de milho, caseiro	281	7,5	53	4,2	0	nd	nd
de milho, industrializado	285	8	60,8	1,3	0	nd	nd
de milho com 50% farinha de trigo	294	6,5	60	2,9	0	nd	nd
de Graham, feito com água	255	9	48	3	0	nd	nd
de Graham, feito com leite	260	10	46	4	nd	nd	nd
80% de trigo e 20% amendoim	264	17,2	43,6	2,4	0	nd	nd
80% de trigo e 20% farinha de soja	245	13,3	43	2	nd	nd	nd
de trigo com 20% mandioca	277	5,6	61	1	nd	nd	nd

66 | *Tabela de Calorias*

Alimentos (100 gramas)	Cal. (kcal.)	Prot. (grs.)	Carb. (grs.)	Gord. (grs.)	Coles (mgrs)	Sódio (mgrs)	Fibra (grs.)
de passas	272	9	52	3	0	340	3
de Petrópolis	399	13	80	3	0	nd	4
tostado (francês)	406	13,1	73,8	6,5	0	482	2,2
de viena com leite e manteiga	304	9,8	62,4	1,9	nd	nd	nd
frito	542	7,2	51	37,2	0	348	2
frito sem sal	542	7,2	51	37,2	0	30	2
de trigo integral	252	8,5	53,5	1,5	0	400	8,9
integral sem sal	138	8	49	1,4	0	10	8,5
sem glúten	220	3,8	42,8	3,7	0	nd	2
de trigo sem sal	258	7,8	58	1	0	3	2,2
torrado	314	9,4	68,5	0,9	0	10	2
torrado sem sal	314	9,4	68,5	0,9	0	10	2
Papa-terra cru (peixe)	102	19,2	0	2,2	nd	nd	0
Papa-terra salgado	240	47,5	0	4,1	nd	nd	0
Paprika	331	12,8	56,2	11,9	nd	nd	0
Pargo (peixe)	103	2,6	0	2,1	nd	nd	0
Pargo vermelho	94	20,5	0	1,4	nd	nd	0
Pargo cozido	170	20	0	2	nd	nd	0
Pargo frito à milanesa	300	29	18	19	nd	nd	0
Passas com sementes	298	2,3	71,4	0,5	0	22	6,8
Passa de ameixa	288	2,1	56	0,3	0	17	4,5
Passa de maçã	306	2	62	0,1	0	15	3,5
Pastelarias doces	300	6	43	8	nd	nd	1,2
Pastelarias salgadas	280	6	23	14	nd	nd	1,2
Pastinaga, raiz	64	1,6	13,5	0,5	0	nd	nd
Paté de fígado	395	15,8	0	36,9	450	900	0
Paté de galinha	321	15	0	27,2	380	860	0
Paté de lingua	362	15,8	0	32	nd	nd	0
Paté de peixe	352	19,2	0	30,6	nd	nd	0
Pato doméstico							
carne com pele, crua	404	11,5	0	39,3	76	63	0
carne com pele, assada	337	18,9	0	28,3	84	59	0
carne sem pele, crua	132	18,2	0	5,9	77	74	0

Alimentos (100 gramas)	Cal. (kcal.)	Prot. (grs.)	Carb. (grs.)	Gord. (grs.)	Coles (mgrs)	Sódio (mgrs)	Fibra (grs.)
carne sem pele, assada	201	23,5	0	11,2	89	65	0
Pato selvagem, carne crua	118	22,6	0	13,11	80	56	0
Pecan	750	10,3	13	73	0	45	5
Pé de galinha cru	197	12,1	0	20	nd	nd	0
Pé de moleque	418	7,4	70	14,1	nd	nd	nd
Peixe espada assado ou grelhado	200	29	0	11	nd	nd	0
Peixe espada cozido	197	28	0	11	nd	nd	0
Peixe espada frito à milanesa	180	27	10	18	nd	nd	0,6
Peixe, farinha de	336	78	0	0,3	nd	nd	0
Pele de galinha crua	233	16,1	0	17,1	nd	nd	0
Pele de porco crua	317	26,2	0	22,7	nd	nd	0
Pele de porco frita	548	65	0	30	nd	nd	0
Pele de porco seca	580	48	0	41	nd	nd	0
Perlagon, pó	453	17	56	0	nd	nd	nd
Pepino cru, com casca	14,7	0,7	2,7	0,1	0	8	0,5
Pepino cru, sem casca	3	0,1	0,3	0,1	0	5	0,2
Pepino em salmoura	12	0,5	2,5	0,2	0	560	0,4
Pepino do mato	35	0,4	6,3	1	0	6	0,5
Pequi, castanha de	89	1,2	21	0,9	nd	nd	nd
Pêra							
crua	63	0,6	14	0	0	4	4,6
enlatada com açúcar	76	0,5	18	0,1	0	3	4
enlatada em água	34	0,3	8	0,1	0	2	4
dessecada	96	2,7	21	0,3	0	5	6
assada	75	0,8	25,2	0,1	0	3	2
Perdiz, crua	106	23	0	1,6	20	93	0
Pernil de porco sem gordura	229	25	0	14,4	125	1300	0
Pernil de porco, pouca gordura	321	15	0	28,9	nd	nd	0
Peru							
carne com pele e miúdos, crua	133	22,1	0	4,2	92	61	0
carne com pele e miúdos, assada	171	28	0	5,6	118	65	0
carne com pele, crua	134	22,3	0	4,2	81	58	0
carne com pele, assada	172	28,3	0	5,7	105	66	0

68 | *Tabela de Calorias*

Alimentos (100 gramas)	Cal. (kcal.)	Prot. (grs.)	Carb. (grs.)	Gord. (grs.)	Coles (mgrs)	Sódio (mgrs)	Fibra (grs.)
carne sem pele, crua	110	22,3	0	1,5	73	61	0
carne sem pele, assada	150	29,5	0	2,6	98	67	0
pele, crua	283	16,6	0	23,5	139	35	0
pele, assada	299	20,9	0	23,3	144	61	0
peito e asa, com pele, crus	133	23,1	0	3,8	75	50	0
peito e asa, com pele, assados	164	28,7	0	4,5	95	57	0
peito e asa, sem pele, crus	108	24,1	0	0,5	66	52	0
peito e asa, sem pele, assados	140	30,2	0	1,1	86	56	0
músculos e sobrecoxa, com pele, crus	129	20	0	4,7	87	66	0
músculos e sobrecoxa com pele, assados	182	27,7	0	7	117	76	0
músculos e sobrecoxa, sem pele, crus	111	20,4	0	2,7	81	69	0
músculos e sobrecoxa, sem pele, assados	162	28,8	0	4,3	112	4,1	0
Pescada crua (peixe)	97	20	0	1,4	50	114	0
Pescada em conserva	144	22,7	0	6,2	50	680	0
Pescadinha crua	64	16,4	0	0,2	30	120	0
Pêssego							
amarelo	51	0,8	11	0,1	0	1,4	2
branco	63	1,2	14	0,2	0	1,6	2
natural	36	0,6	9	0	0	2	1,6
em calda	84	0,4	22	0	0	2	1
seco	253	3	63	0,5	0	1	3
suco de pêssego	15	0,4	3,4	0,1	0	0	0
Piau cru (peixe)	86	15,9	0	2	nd	nd	0
Picles de beringela	36	1	9	0	0	900	nd
Picles de cogumelo	30	2	7	0	0	760	nd
Picles de couve-flor	40	1	10	0	0	600	nd
Picles de pepino	10	0	2	0	0	600	nd
Picles de pimentão	41	1	11	0	0	600	nd
Picles de nabo	43	1	10	0	0	650	nd
Picles de quiabo	30	0	7	0	0	500	nd
Picles de repolho	26	2	6	0	0	600	nd

Alimentos (100 gramas)	Cal. (kcal.)	Prot. (grs.)	Carb. (grs.)	Gord. (grs.)	Coles (mgrs)	Sódio (mgrs)	Fibra (grs.)
Pimenta camapu	40	1,6	8,8	0,5	nd	nd	nd
Pimenta en pó	314	12	54	16,7	0	1010	34
Pimenta malagueta	38	1,3	6,5	0,7	nd	nd	nd
Pimenta do reino	24	1	5	0,1	nd	nd	nd
Pimenta pitanga	31	1	7	0,3	nd	nd	nd
Pimenta verde	24	1	4	0,2	nd	nd	nd
Pimenta vermelha	33	1,3	5	0,7	nd	nd	nd
Pimentão verde cru	39	0,3	1,7	0,2	0	0,5	1,2
Pimentão verde cozido	31	1,3	6	0,2	0	0,4	1,1
Pimentão doce cru	28	1,9	4,6	0,2	0	0,3	1
Pimentão doce em conserva	30	0,8	6	0,3	0	342	1
Pimentão maduro, cru	75	2,2	7,5	4	0	0,6	2
Pimentão verde dessecado	345	13	61	4,1	0	34	6
Pimentão, farinha	335	11	50	9	0	54	6
Pimentão, sementes	442	16,8	52,7	18,3	0	75	4
Pinha	60	3	12	nd	nd	nd	nd
Pinhão, cru	217	3,9	46	1,8	nd	nd	nd
Pinhão, cozido	195	3,9	42	1,3	nd	nd	nd
Pipoca, en grão	353	10,8	76	0,4	0	4	14
Pipoca, espocada	402	12,7	76	5	0	206	5,2
Piragica crua (peixe)	144	18,9	0	7	nd	nd	0
Piramutaba crua (peixe)	88	18,8	0	0,9	nd	nd	0
Pirão de farinha de mandioca	120	0,6	29,	01	nd	nd	nd
Pirarucu salgado (peixe)	251	38,7	0	9,8	nd	nd	
Pirarucu cozido	91,6	3,2	15,7	21	nd	nd	0
Pirarucu frito	354	20	0	30,5	nd	nd	0
Pistache							
torrado com sal	606	14,9	27,5	52,8	0	780	10,8
torrado sem sal	606	14,9	27,5	52,8	0	6	10,9
Pitanga	46,7	1	6,4	1,9	nd	nd	nd
Pitomba	34	0,4	8,8	0,1	nd	nd	nd
Pitu cru	82	16,2	0,4	1,3	nd	nd	0
Pitu salgado	285	59,8	0,7	3	nd	nd	0

70 | Tabela de Calorias

Alimentos (100 gramas)	Cal. (kcal.)	Prot. (grs.)	Carb. (grs.)	Gord. (grs.)	Coles (mgrs)	Sódio (mgrs)	Fibra (grs.)
Pizza	234	9,4	24,8	11,5	20	2000	1,2
Pizza de aliche, 1 fatia (140 g)	290	nd	nd	nd	nd	nd	nd
Pizza de atum, 1 fatia (140 g)	309	nd	nd	nd	nd	nd	nd
Pizza de atum com mussarela 1 fatia 140 g	325	nd	nd	nd	nd	nd	nd
Pizza de calabresa 1 fatia	298	nd	nd	nd	nd	nd	nd
Pizza de calabresa c/ de mussarela 1 fatia	415	nd	nd	nd	nd	nd	nd
Pizza de catupiri, 1 fatia	383	nd	nd	nd	nd	nd	nd
Pizza de champignon 1 fatia (140 g)	369	nd	nd	nd	nd	nd	nd
Pizza de escarola 1 fatia (140 g)	289	nd	nd	nd	nd	nd	nd
Pizza de frango c/ catupiri ,1 fatia (140 g)	367	nd	nd	nd	nd	nd	nd
Pizza de mussarela 1 fatia (140 g)	331	nd	nd	nd	nd	nd	nd
Findus (massa fina)	265	nd	nd	nd	nd	nd	nd
Findus (massa grossa)	288	nd	nd	nd	nd	nd	nd
Pizza portuguesa 1 fatia (140 g)	449	nd	nd	nd	nd	nd	nd
Pizza quatro queijos 1 fatia (140 g)	410	nd	nd	nd	nd	nd	nd
Pó para Chantilly	492	8	70	20	0	nd	0
Polvo fresco	53	12,6	0	1	190	170	0
Pomba							
carne com pele, crua	294	18,4	0	23,8	95	54	0
carne sem pele, crua	142	17	0	7,5	90	51	0
peito e asa sem pele, crus	134	21,7	0	4,5	90	90	0
Porco							
bisteca com gordura, crua	209	20,1	0	13,6	60	42	0
bisteca com gordura, cozida	250	26,6	0	15	73	40	0
bisteca com gordura, frita	263	28,8	0	15,4	82	62	0
bisteca com gordura, assada	255	27,4	0	15,2	73	46	0
bisteca sem gordura, crua	149	22,1	0	6	55	45	0
bisteca sem gordura, cozida	206	28,3	0	9,4	71	41	0
bisteca sem gordura, frita	219	30,7	0	9,7	81	65	0
bisteca sem gordura, assada	233	28,7	0	11	71	47	0
lombo com gordura, cru	198	19,7	0	12,5	63	50	0

Neil Stevens | 71

Alimentos (100 gramas)	Cal. (kcal.)	Prot. (grs.)	Carb. (grs.)	Gord. (grs.)	Coles (mgrs)	Sódio (mgrs)	Fibra (grs.)
lombo com gordura, cozido	239	27	0	13,6	80	48	0
lombo com gordura, frito	242	27,3	0	13,9	80	62	0
lombo com gordura, assado	248	27,1	0	14,6	82	59	0
lombo sem gordura, cru	143	21,4	0	5,6	59	52	0
lombo sem gordura, cozido	204	28,5	0	9,1	79	50	0
lombo sem gordura, frito	210	28,5	0	9,8	79	64	0
lombo sem gordura, assado	209	28	0	9,6	81	58	0
paleta com gordura, fresca e crua	285	15,8	8	24	72	54	0
paleta com gordura, cozida	323	21,9	0	25,4	85	55	0
paleta com gordura, frita	320	22,4	0	24,8	86	70	0
paleta com gordura, assada	323	23,7	0	24,6	93	30	0
paleta sem gordura, crua	157	19,3	0	8,2	64	67	0
paleta sem gordura, cozida	255	25	0	13	83	62	0
paleta sem gordura, frita	234	25,3	0	13,8	84	80	0
paleta sem gordura, assada	247	26,6	0	14,8	93	29	0
pernil com gordura, cru	245	17	0	18,8	73	47	0
pernil com gordura, assado	273	26,8	0	17,6	94	60	0
pernil sem gordura, cru	136	20,4	0	20,4	68	75	0
pernil sem gordura, assado	211	29,4	0	9,6	94	64	0
filé mignon com gordura, fresco	205	19,1	0	13,6	67	54	0
filé mignon com gordura, cozido	245	25,3	0	15,1	82	51	0
filé mignon com gordura, frito	259	26,6	0	16	86	68	0
filé mignon com gordura, assado	261	27,2	0	16	87	60	0
filé mignon sem gordura, fresco	142	21,6	0	21	63	51	0
filé mignon sem gordura, cozido	197	27	0	9	81	53	0
filé mignon sem gordura, frito	213	28,5	0	10,1	85	72	0
filé mignon sem gordura, assado	216	28	0	10,3	86	63	0
Pratiqueira cru (peixe)	115	19,3	0	3,6	nd	nd	0
Presuntada	463	11,9	1,1	45	nd	nd	nd
Presunto cru	363	15,7	0	33,4	70	1490	0
Presunto cozido	341	19,8	0	29,1	70	1400	0
Presunto magro defumado	168	24	0	8	nd	nd	0
Presunto gordo defumado	376	20	0	32,2	nd	nd	0

72 | *Tabela de Calorias*

Alimentos (100 gramas)	Cal. (kcal.)	Prot. (grs.)	Carb. (grs.)	Gord. (grs.)	Coles (mgrs)	Sódio (mgrs)	Fibra (grs.)
Presunto Serrano	162	30,5	0	4,5	125	1500	0
Pilmão de boi cru	82	15	0	2,5	nd	nd	0
Pupunha	106	2	19	2,2	nd	nd	0
Purê de aipo	32	1,7	5	0,1	0	nd	nd
Purê de batata	118	4,4,	21	1,9	0	26	15,5
Purê de castanhas européias	211	4	42	3	0	nd	nd
Purê de cenoura	42	2,8	0,8	6,2	0	nd	nd
Purê de couve-flor	77	2,5	6,5	4,6	0	nd	nd
Purê de ervilhas	58	7,2	5,5	0,7	0	nd	nd
Purê de feijões verdes	29	2,3	4,4	0,2	0	nd	nd
Purê de maçã	41	0,2	10,9	0,2	0	nd	nd
Purê de pêra	42	0,3	10,8	0,2	0	nd	nd
Queijadinha de coco	204	5,2	26	8,2	0	nd	nd
Queijos							
Açoriano nacional	364	26	0	28,9	nd	nd	0
queijo azul	353	21,4	2,4	28,7	75	1395	0
Bel paese, nacional	331	21,4	0	27,3	nd	nd	0
Brick	360	21,5	0	30,6	nd	nd	0
Brie, nacional	258	17,1	0	21,3	100	629	0
Camembert françês	293	23,8	0	22	72	841	0
Camembert nacional	271	20,5	0	21,5	70	825	0
Cavalo, italiano	296	28,9	0	20,4	nd	nd	0
Cavalo nacional	308	29,5	0	21,2	nd	nd	0
Ceará	446	26,2	4,5	38	nd	nd	0
Cheddar americano	357	29,5	0	26,5	105	620	0
Cheddar nacional	423	29,5	0	34	nd	nd	0
Chubut	328	25,9	0	24,9	nd	nd	0
Cobocó	359	26,7	0	28,3	nd	nd	0
queijo creme nacional	549	34,1	0	50,3	nd	nd	0
queijo de Minas	373	30,8	0	27,2	nd	nd	0
queijo de Minas frescal	243	18	0	19	nd	nd	0
queijo de Minas semicurado	299	17,5	1,2	24,7	nd	nd	0
queijo de soja	87	26,7	0	10,4	0	8	0,2

Neil Stevens | 73

Alimentos (100 gramas)	Cal. (kcal.)	Prot. (grs.)	Carb. (grs.)	Gord. (grs.)	Coles (mgrs)	Sódio (mgrs)	Fibra (grs.)
queijo do Norte	380	27,2	0	30	nd	nd	0
queijo do reino, nacional	513	23,2	0	46	nd	nd	0
queijo do reino suíço	380	27	0	30	nd	nd	0
queijo duplo creme	260	18	0	20,9	nd	nd	0
Edam	305	27	4	20,1	nd	nd	0
Emmental suíço	396	30,5	0	30,5	145	646	0
Emmental nacional	286	24	0	20	nd	nd	0
queijo fundido	352	25	0	28	nd	nd	0
Feta	263	14,2	4,1	21,2	89	1116	0
Fondue	229	145,2	3,7	13,	45	132	0
Gorgonzola italiano	480	21,6	1,8	43	92	1220	0
Gorgonzola françês	371	28,3	nd	28,6	nd	nd	0
Gorgonzola nacional	397	23,9	nd	33,5	nd	nd	0
Gouda	356	24,9	2,2	27,4	114	819	0
Gruyére françês	379	21,5	1,5	31	145	646	0
Gruyére nacional	312	24,3	0	23	nd	nd	0
Holanda	345	25	nd	27	nd	nd	0
limbrurgês suíço	321	21	0	26	nd	nd	0
Limbrguês nacional	330	22	0	26	nd	nd	0
Mainz	199	37	0	5,5	nd	nd	0
Neuchatel suíço	259	9,9	2,9	23,4	76	399	0
Neuchatel nacional	311	26	0	22	nd	nd	0
Palmira	380	27	0	30	nd	nd	0
Parmeção argentino	381	38	0	25	nd	nd	0
Parmeção italiano	396	32	0	29	56	1601	0
Parmeção nacional	404	31	0	30,1	nd	nd	0
Pecorino italiano	408	33	0	30,1	nd	nd	0
Pecorino nacional	365	40	0	22,1	nd	nd	0
Petit-suisse	181	14	0	14	nd	nd	0
Port Salut nacional	409	26,9	0	33	nd	nd	0
queijo Prato	352	29	0	26,1	nd	nd	0
Provolone italiano	296	27,2	0	20	160	1500	0
Provolone nacional	337	29,9	0	24,1	nd	nd	0

74 | *Tabela de Calorias*

Alimentos (100 gramas)	Cal. (kcal.)	Prot. (grs.)	Carb. (grs.)	Gord. (grs.)	Coles (mgrs)	Sódio (mgrs)	Fibra (grs.)
Quartirolo	258	22,1	0	18,3	nd	nd	0
Roquefort françês	385	29	0	34	141	900	0
Roquefort nacional	398	18,2	0	35,4	nd	nd	0
Serra da Estrela	298	28,2	0	20,1	nd	nd	0
queijo suíço	404	28,6	1,9	31,3	91,7	260	0
Tilsit nacional	358	32,1	0	25	102	753	0
queijo tipo requeijão	298	29,4	0	20,2	nd	nd	0
ricota nacional	178	12,6	0	14,2	50	84	0
Quefir	37	3,1	2,7	2	nd	nd	0
Quiabo cru	38	1,8	7,4	0,2	0	nd	nd
Quiche Loraine	310	8,9	25,6	19	0	nd	nd
Quínoa, grão	335	12	68	5	0	nd	nd
Quínoa, farinha	364	11	71	4	0	nd	nd
Rã, carne de	64	16,4	0	0,2	nd	nd	0
Rã, pata de	68	16,4	0	0,3	nd	nd	0
Rabada crua	388	68	0	35,2	nd	nd	0
Rabanada	444	10,6	79	6,2	nd	nd	0
Rabanete	15	0,6	2,8	0,1	nd	38	1
Rábano, folhas	16	0,8	3	0,2	0	38	1
Rábano, bulbo	20	1,2	3,5	0,1	0	39	1
Raiz forte	35	0	7	0	0	nd	nd
Raiz forte, cozida sem gordura	42	2	9	0	0	nd	nd
Rapadura	343	0,2	88	nd	nd	nd	nd
Repolho cru	25	1,4	4,3	0,2	0	18	nd
Repolho cozido	13	2,2	1	0,1	0	15	nd
Repolho desidratado	283	15	51,4	nd	0	nd	nd
Repolho chinês	13	1,2	1,9	0,1	0	nd	1
Requeijão "catupiry"	215	23	0	17	6	300	0
Requeijão "cremelino"	272	24	1,1	18,3	8	320	0
Requeijão comum	353	33,8	0	24	9	360	0
Requeijão creme do Norte	286	16,8	3,4	22,8	8	300	0
Ricota	178	12,6	0	14,2	50	84	0
Rim de boi cru	111	15	0	5	nd	nd	0

Neil Stevens | 75

Alimentos (100 gramas)	Cal. (kcal.)	Prot. (grs.)	Carb. (grs.)	Gord. (grs.)	Coles (mgrs)	Sódio (mgrs)	Fibra (grs.)
Rim de coelho	19	16	0,5	5,5	nd	nd	0
Rim de cordeiro	104	18	0,8	3,2	370	250	0
Rim de ovelha	100	16	1	3	370	250	0
Rim de porco	141	19	0,7	10	nd	nd	0
Rim de vitela	125	16,8	0	6,4	370	223	0
Rinchão, folhas	29	1,5	4,7	0,5	0	nd	nd
Risoto	171	10,9	21	3,2	nd	nd	nd
Robalo cru (peixe)	110	20	0	2,7	90	75	0
Robalo defumado	96	23,2	0	2,5	98	90	0
Robalo em conserva	134	26,2	0	2,8	100	650	0
Romã	60	2,5	16,2	0,8	0	0,9	1
Romã, suco	48	1	11	0,1	0	0	0
Rosbife	166	28	0	6	nd	nd	0
Rosca d Água	300	10	60	nd	0	nd	3
Rosquinhas	386	14,5	62	8,9	0	nd	nd
Ruibarbo	23	0,6	3,6	0,7	0	nd	nd
Ruibarbo, talos	15	0,5	3,1	0,1	0	nd	nd
Sagu	340	0,6	86	0,2	nd	nd	nd
Sagu com leite	122	1,3	27	1,2	nd	nd	nd
Sagu com suco de frutas	17	0,1	29	nd	nd	nd	nd
Sagu com vinho	145	0,1	29	nd	nd	nd	nd
Sal refinado	0	0	0	0	0	36800	0
Salada de batatas	140	3	18	9	0	nd	nd
Salada de cenoura crua	200	0	21	15	0	nd	nd
Salada de feijão	82	3	9	6	0	0	0
Salada de frutas, caseira	115	0,6	27	0,9	0	0	nd
Salada de repolho temperada	180	1	9	18	0	nd	nd
Saké	134	0	5	0	0	0	0
Salame	297	24	0	22	nd	nd	0
Salmão cru americano	211	22,5	0	13	23	59	0
Salmão cru europeu	117	15	0	6,4	20	54	0
Salmão defumado americano	204	24	0	12	23	785	0
Salmão em conserva, americano	187	19,2	0	12	23	1800	0

76 | Tabela de Calorias

Alimentos (100 gramas)	Cal. (kcal.)	Prot. (grs.)	Carb. (grs.)	Gord. (grs.)	Coles (mgrs)	Sódio (mgrs)	Fibra (grs.)
Samonete cru (peixe)	108	16,9	0	4,5	nd	nd	0
Salsa	43	3,2	8,5	0,6	0	nd	nd
Salsicha comum	331	17,4	0	29	70	945	0
Salsicha de fígado de porco	258	16,7	1,5	20,6	77	836	0
Salsicha envasada tipo Frankfurt	191	14,9	0	14,6	60	1026	0
Salsicha tipo Bolonha	216	14,8	3,6	5,9	nd	nd	0
Salsicha tipo Frankfurt cozida	248	14	2	20	45	800	0
Salsicha tipo Frankfurt crua	252	14,2	2,7	20,5	70	800	0
Salsicha de carne de boi	398	8	0	24	60	500	0
Sasicha de carne de peru defumada	190	12	0	16	65	600	0
Salsicha de carne de porco	360	19	0	24	90	720	0
Salsicha de carne de porco defumada	395	22	1	31	99	900	0
Salsicha tipo Viena enlatada	210	15,8	0	16,4	90	1000	0
Salsicha vienense	135	26,9	3,6	nd	nd	nd	0
Salichão comum	445	19	0	41	nd	nd	0
Sasichão duro	544	28	0	48	100	2200	0
Salsifi	78	3,5	13,7	1	nd	nd	nd
Sanduiche de bife (142 gr)	359	27	29	13	nd	nd	nd
Sanduiche de bife com queijo (170 grs.)	464	33	30	22	nd	nd	nd
Sanduiche de carne de porco (136 gramas)	332	27	24	12	nd	nd	nd
Sanduice de filé de frango (126 grs.)	329	29	22	12	nd	nd	nd
Sanduice de ovos mexidos (112 grs.)	235	10	25	9	nd	nd	nd
Sanduiche de pastrami (134 grs.)	333	13	27	18	nd	nd	nd
Sanduiche de peixe (140 grs.)	382	17	42	15	nd	nd	nd
Sanduiche de peru (143 grs.)	331	29	24	11	nd	nd	nd
Sanduiche de presunto (127 grs.)	274	14	26	11	nd	nd	nd
Sanduiche de rosbife (136 grs.)	343	27	24	14	nd	nd	nd
Sanduiche de salame (82 grs.)	235	7	23	11	nd	nd	nd
Sangue de boi, de porco	90	20,4	0,4	0,1	800	1000	0

Alimentos (100 gramas)	Cal. (kcal.)	Prot. (grs.)	Carb. (grs.)	Gord. (grs.)	Coles (mgrs)	Sódio (mgrs)	Fibra (grs.)
Sapota	128	1,4	28	0,7	0	nd	nd
Sapota branca	77	1,7	16	0,7	0	nd	nd
Sapoti	97	1,3	20	1	0	nd	nd
Sapucaia	15	3,5	nd	nd	nd	nd	nd
Sapucaia, castanha	683	22,2	10	62	0	nd	nd
Sadinha grande crua	269	19,7	0	23	100	137	0
Sardinha verdadeira crua	120	18,3	0	5,2	100	130	0
Sardinha verdadeira cozida	148	22,8	0	6,5	100	130	0
Sardinha em conserva com azeite	208	22,2	0	12,3	81	700	0
Sardinha em conserva com molho de tomate	178	16,3	0	11,8	61	414	0
Sardinha salgada	184	38	0	2,4	60	2800	0
Sardinha prensada crua	134	31,6	0	1	60	800	0
Sarnambi (peixe)	73	10,5	0	1,3	nd	nd	0
Saúna (peixe)	115	19,3	0	3,6	nd	nd	0
Sabelha ou saboga							
crua (peixe)	171	17,1	0	10,6	nd	nd	0
em conserva com molho de tomate	176	15,8	3,7	10,5	nd	nd	0
Sabelha salgada	311	32	0	18,5	nd	nd	0
Semilko em pó	425	31,5	45	13	nd	nd	nd
Sêmola de trigo crua	436	11,7	72	0,9	0	nd	nd
Sêmola de trigo fervida	70	2,4	15	0,1	0	nd	nd
Sémola de milho	356	9	78	1	0	nd	nd
Semolina de trigo	339	10,3	73	0,3	0	nd	nd
Semente de abóbora seca	541	24	17	45,6	0	18	3,9
Semente de abóbora torrada sem sal	522	32,9	13,4	42,1	0	18	3,9
Semente de algodão torrada	506	32,5	21,9	36,2	0	25	5,5
Semente de girassol seca	582	19,3	24	49,8	0	3	11,1
Semente de girassol torrada com sal	619	17,2	20,5	56,8	0	613	11,5
Semente de girassol torrada sem sal	582	19,3	24	49,8	0	3	11,1
Semente de funcho seca	244	15,8	52	14,8	0	87	39,8

78 | *Tabela de Calorias*

Alimentos (100 gramas)	Cal. (kcal.)	Prot. (grs.)	Carb. (grs.)	Gord. (grs.)	Coles (mgrs)	Sódio (mgrs)	Fibra (grs.)
Semente de melancia, seca	557	28,3	15,3	46,3	0	99	3,9
Semente de gergelim seca	573	17,7	23,4	49,6	0	11	14
Semente de gergelim torrada	565	16,9	25,7	48	0	11	14
Sementes de pimentão	490	15	20	50	0	nd	nd
Serra (peixe)	108	19,4	0	3,5	nd	nd	0
Serra salgado	188	35	0	4	nd	1600	0
Serralha	19	2,1	3,5	0,3	nd	nd	nd
Shoyo	68	5,6	9,5	1,3	0	5700	0
Siri, carne	100	17,9	1,3	2	nd	nd	0
Siri em conserva	101	17,4	1,1	2,5	nd	nd	0
Siri salgado	122	18,3	1,2	4,3	nd	1800	0
Seriguela ou ciriguela	83	0,9	22	0,1	nd	nd	nd
Soia (peixe) cru	90	17,2	0	1,9	nd	nd	0
Soja cozida	160	14	12,2	7,1	0	0	5
Soja fresca	135	13,7	10,3	4,9	0	0	7
Soja seca	395	36	30	17	0	4	12
Soja, brotos crus	122	13,1	9,5	3,7	0	0	1,1
Soja, brotos cozidos	81	8,4	6,5	4,4	0	0	12
Soja, farinha	440	43	18	22	0	4	11,9
Soja, leite industrializado	45	2,5	6	1,2	0	40	0
Soja, leite em pó	429	41	28	20	0	nd	nd
Soja, pão de	283	13,3	51	1,9	nd	nd	nd
Soja, queijo de	87	26,7	0	10,4	0	8	0,2
Sopas							
caldo	85	3,9	0,1	1	nd	nd	nd
creme de aspargos concentrada enlatada	93	2,2	9	5,2	nd	nd	nd
creme de ervilha enlat.	114	5,2	20	1,6	nd	nd	nd
sopa de aipo	47	1,4	6,8	1,6	nd	nd	nd
sopa de aspargo	44	1,3	7	1,2	nd	nd	nd
sopa de camarão	44	1,6	4,8	2,1	nd	nd	nd
sopa de carne concentrada enlatada	68	3,2	0	10,5	nd	nd	0
sopa de cebola	44	1,7	4,7	2,1	nd	nd	nd

Alimentos (100 gramas)	Cal. (kcal.)	Prot. (grs.)	Carb. (grs.)	Gord. (grs.)	Coles (mgrs)	Sódio (mgrs)	Fibra (grs.)
sopa de cogumelo	106						
sopa de feijão branco	146	7,2	23,5	2,8	0	nd	nd
sopa de feijão com macarrão	77	1,8	6,8	2,7	0	nd	nd
sopa feijão com legumes e macarrão	127	7,2	12,4	5,9	0	nd	nd
sopa de feijão Knorr	356	16,9	49,4	5,6	0	432	nd
sopa de frango	35	3,6	2,6	1,2	nd	nd	0
sopa de galinha concentrada	30,4	1,9	2,6	1,4	nd	nd	0
sopa de lentilhas enlatada	83	4,8	12,4	1,6	nd	nd	0
sopa de massas	101	2,5	15	3,5	nd	nd	0
sopa de tartaruga	54	5,8	6	0,8	nd	nd	0
sopa de tomate	54	1,6	8,9	1,4	nd	nd	0
sopa de vegetais	71	3,3	11,5	1,4	nd	nd	nd
sopa de vegetais, enlatada	50	2,4	7,4	1,2	nd	nd	nd
sopa de vegetais concentrada enlatada	111	5,4	17,5	2,2	nd	nd	nd
sopa de vegetais purê enlatada	77	3,7	12,4	1,4	nd	nd	nd
sopa desidratada à base de carne	374	12,4	62,1	8,1	nd	nd	nd
sopa desidratada à base de vegetais	353	15	59	7,6	nd	nd	nd
Sorgo	344	11,2	67,4	3,7	0	6	nd
Soro de leite desnatado	34	3,3	4,5	0,4	nd	nd	0
Sorvete de creme	208	5	20	12	nd	nd	0
Sorvete de frutas	126	1,5	30	2	0	nd	0
Suco de abacaxi em conserva	60	0	15	0	0	10	0,2
Suco de ameixa industr.	71	0,6	17	0,1	0	4	1
Suco de cenoura	40	0,8	9,2	0,1	0	29	0,8
Suco de cereja natural	95	0,4	7	0	0	nd	0
Suco de framboesa natural	64	0,2	5	0	0	nd	0
Suco de grapefruit natural	39	0,5	9,2	0,1	0	1	0
Suco de grapefruit industr.	38	0,5	8,9	0	1	0	0,1
Suco de graviola natural	90	0,7	7	0	0	nd	0
Suco de groselha natural	95	0,3	5	0	0	nd	0
Suco de laranja fresco	64	0,6	13,1	0,4	0	0,9	0

80 | Tabela de Calorias

Alimentos (100 gramas)	Cal. (kcal.)	Prot. (grs.)	Carb. (grs.)	Gord. (grs.)	Coles (mgrs)	Sódio (mgrs)	Fibra (grs.)
Suco de laranja industr.	48,5	0,8	11	0,2	0	nd	0
Suco de limão verde	39	9,8	0	0	0	1	0
Suco de maçã	49	1	10	0,3	0	nd	0
Suco de maracujá gigante	80	2,2	19,2	0,7	nd	nd	0
Suco de morango	19	0,2	4,4	35	0	nd	0
Suco de pêssego	15	0,4	3,4	0,1	0	0	0
Suco de romã	48	1	11	0,1	0	0	0
Suco de tangerina	43	0,9	9,2	0,3	0	nd	nd
Suco de tomate	11	1	1,7	0	0	nd	0
Suco de uva	61	0,3	15	0	0	1	0
Suflê de espinafre	125	5	7	8	nd	nd	1,2
Suflê de queijo	205	9	5	15	nd	nd	nd
Sumauma, sementes	186	10,6	10,1	11,1	0	nd	nd
Surubim cru (peixe)	107	23,1	0	0,9	nd	nd	0
Surubim salgado	251	38,2	0	9,8	nd	1900	0
Sururu de Alagoas cru	97	19,4	0	2,3	nd	nd	0
Sururu de Alagoas dessecado	322	64,1	0	9,4	nd	nd	0
Sururu de Alagoas em conserva de vinagre	85	16,1	0	2,3	nd	nd	0
Suspiro	378	1,7	92,6	0,1	nd	nd	0
Sustagem	392	23,5	65	3,5	nd	nd	nd
Tainha (peixe)							
crua inteira	173	22,8	0	8,9	nd	nd	0
crua em filé	309	20,3	0	25,3	nd	nd	0
cozida	204	24	0	12	nd	nd	0
em conserva	144	22	0	6	nd	nd	0
Taioba, tubérculo	74	1,1	17	0,1	0	nd	nd
Taioba, folhas	31	2,4	5,7	0,6	0	nd	nd
Talo de Inhame	24	0,5	5,8	0,2	0	nd	nd
Talharim cru	355	12,5	74	1	0	nd	nd
Talharim cozido	99	15,1	6,8	0,8	30	143	nd
Talharim de glúten	382	40	42	6	nd	nd	nd
Tâmara ao natural	177	2,2	75	0,4	0	4	9

Alimentos (100 gramas)	Cal. (kcal.)	Prot. (grs.)	Carb. (grs.)	Gord. (grs.)	Coles (mgrs)	Sódio (mgrs)	Fibra (grs.)
Tâmara dessecada	316	2,2	75	05	0	19	14
Tamarindo (polpa)	232	3	53	0,8	0	nd	nd
Tangerina	50	0,8	10,9	0,4	0	nd	nd
Tangerina, casca de	97	1,5	25	0,2	0	nd	nd
Tangerina, suco de	43	0,9	9,2	0,3	0	nd	nd
Tapioca	336	2	82	0	0	4,6	2,9
Tapioca, bolo	288	7	59	5,1	0	26	1,5
Tapioca, cuscus de	248	0,8	54	3,1	0	nd	nd
Tartaruga de mar, crua	84	19,8	0	0,5	nd	nd	0
Tartaruga de mar, envasada	100	23,4	0	0,7	nd	nd	0
Tartaruga do rio, crua	116	3,5	0	21,2	nd	nd	0
Tartaruga do rio, salgada	208	34,8	0	6	nd	nd	0
Taperebá	70	0,8	13,8	2,1	nd	nd	nd
Tatu	172	29	0	5,4	nd	nd	0
Tempero russo	640	nd	10	60	nd	nd	nd
Testículos de boi	76	13,4	0	3	nd	nd	0
Tinga (peixe)	154	27,4	0	4	nd	nd	0
Tintureira (peixe)	100	20,6	0	1,3	nd	nd	0
Tira-vira (peixe)	87	19	0	1,1	nd	nd	0
Tofu	87	26,7	0	10,4	0	8	0,2
Tomate imaturo	25	1,2	4,6	0,2	0	3	1,7
Toamte maduro francês	29	1,3	5	0,1	0	2	1.5
tomate morango	60	2,6	5,6	1,2	0	1,8	1,6
tomate cozido	18	1	3,5	0	0	1,9	1,5
suco de tomate	11	1	1,7	0	0	nd	0
industr.	24	1	4,6	0,2	0	nd	0
tomate industrializado	20	1	3,5	0,2	0	nd	1,7
inteiro em conserva	26	0,1	5,3	0,2	0	nd	1
extrato de tomate	113	5	18	2,3	0	nd	nd
massa de tomate	39	1,7	8	0,3	0	nd	nd
molho de tomate	40	0,4	9	0,3	0	nd	nd
tomate ketchup	98	2,1	24	0,5	0	1700	0
purê enlatado	40	1,8	7,2	0,5	0	nd	nd

82 | Tabela de Calorias

Alimentos (100 gramas)	Cal. (kcal.)	Prot. (grs.)	Carb. (grs.)	Gord. (grs.)	Coles (mgrs)	Sódio (mgrs)	Fibra (grs.)
sopa enlatada	41	1	8	9,1	0	nd	0
tomate em flocos	397	10	76	3	0	nd	0
tomate seco	258	14	55,7	2,9	0	2095	12,3
Toranja	40	1	11	0	0	2	2,7
suco	40	1	11	0	0	2	0
suco concentrado	60	1	13	0,5	0	3	0
suco conc. enlatado	50	0,3	12	0,6	0	120	0
Torradas	311	11	63	1,6	0	nd	nd
Torresmo	540	20,6	0,8	52	160	1100	0
Torta de abóbora	206	4,2	25	9	nd	nd	0
Torta de cereja	259	2,4	40	9	nd	nd	0
Torta de camarão seco	380	22	9	27	nd	nd	nd
Torta de maçã	251	2,1	39	9	nd	nd	0
Torta de morango	220	2,1	37	6	nd	nd	0
Toucinho fresco	683	8,4	0	71	120	nd	0
Toucinho salgado	783	1,8	0	86	120	3200	0
Tracajá, carne crua	82	17	0	0,8	nd	nd	0
Tracajá, carne seca	266	56	0	2	nd	nd	0
Traíra (peixe)	72	16	0	0,3	nd	nd	0
Tralhoto cru (peixe)	117	19	0	3,9	nd	nd	0
Tremoço amarelo cru	382	41	29,1	11,2	nd	nd	nd
Tremoço amarelo cozido	88	13	3,5	2,3	nd	nd	nd
Trigo							
bagé	343	11	69	2,3	0	2	10
bandeirantes	348	15	68	1,7	0	nd	11
centeira	344	14,1	66,2	2,3	0	nd	9
centenário	357	15	70	1,8	0	nd	nd
colônia	349	11	71	2	0	nd	nd
frontana	351	10	73	1	0	nd	nd
frontana S. Paulo	344	9	69	2	0	nd	nd
horto	361	16	68	2	0	nd	nd
Kênia	345	13	68	2	0	nd	nd
lageadinho	348	10	71	2	0	nd	nd

Alimentos (100 gramas)	Cal. (kcal.)	Prot. (grs.)	Carb. (grs.)	Gord. (grs.)	Coles (mgrs)	Sódio (mgrs)	Fibra (grs.)
montes claros	348	14	61	2	nd	nd	nd
nordeste	348	11	70	2	0	nd	nd
patriarca	348	14	58	2	0	nd	nd
petit blanc	352	11,2	71	2,1	0	nd	nd
planalto	351	13,6	68	2,3	0	nd	nd
rio negro	348	13	68	2,4	0	nd	nd
sales	343	14	69	2	0	nd	nd
sarraceno	366	11	75	2	0	nd	nd
trapeano	348	10	72,5	1,8	0	nd	nd
tritani	348	11,7	70	2	0	nd	nd
duro, grão inteiro	353	12	70	2,5	0	2	12,7
trigo duro, flocos	362	10	78	1,1	0	nd	nd
trigo, gérmen de	367	25	40	11	0	nd	nd
farelo de trigo	310	14,5	56	2,8	0	nd	nd
trigo cozido	103	3,9	22,3	0,6	0	nd	nd
bolo de trigo	339	7,2	60,6	7,5	nd	nd	nd
Trilha (peixe)	114	18,7	0	3,9	nd	nd	0
Tripas crúas	94	19,1	0	2	nd	nd	0
Tripas cozidas	58	11,7	0	1,2	nd	nd	0
Trufas frescas	470	10	57,4	23,9	0	60	7,1
Truta (peixe)							
crua	89	18,4	0	1,6	0	nd	0
cozida, em conserva	199	20	0	13,3	0	nd	0
defumada	120	22	3,4	15	0	nd	0
Tubarão	298	25	0	17,9	0	nd	0
Tucum, coco	405	1,8	8,4	43	nd	nd	nd
Tutano	785	0,5	0	87	nd	nd	0
Tutiribá	145	0,8	32	2,9	nd	nd	nd
Ubarana (peixe)	110	18,7	0	3,3	nd	nd	0
Úbere de vaca	229	15,4	0	18	nd	nd	0
Uchi	284	1,2	30	20,2	nd	nd	nd
Umbu	44	0,6	10	0,4	nd	nd	nd
Urucum, polpa	50	0,3	14,3	0,3	0	nd	nd

84 | *Tabela de Calorias*

Alimentos (100 gramas)	Cal. (kcal.)	Prot. (grs.)	Carb. (grs.)	Gord. (grs.)	Coles (mgrs)	Sódio (mgrs)	Fibra (grs.)
Urucum dessecado	314	14	55	3,9	0	nd	nd
Uva branca nacional, polpa	68	0,6	16,7	0,7	0	1,6	0,7
Uva tipo americano	78	1,4	14,9	1,4	0	1,8	0,7
Uva tipo europeu	79	0,7	17,7	0,7	0	1,7	0,7
Uva, suco	61	0,3	15	0	0	1	0
Uva doce em passa	214	0,4	52	0,2	0	nd	nd
Uva, geléia de	272	0,2	67	0,1	0	nd	nd
Uvaia ou uvalha	34	1,7	6,8	0,4	0	nd	nd
Vagem comum							
crua	42	2,4	7,7	0,2	nd	nd	nd
em conserva	18	1	4,2	0,1	nd	nd	nd
Vatapá	126	8,5	9,4	6,2	nd	nd	nd
Veado							
fresco	120	23,3	0	2,4	85	51	0
assado	158	30	0	3,1	112	54	0
Vermelha (peixe)	99	18,7	0	2,1	nd	nd	0
Vermicelli	350	13,5	73	0,4	nd	nd	nd
Vermute	132	0,1	10	0	0	80	0
Vieira (peixe)	84	18	0	0,9	200	175	0
Vinagre	25	0,4	0,6	0	0	0	0
Vinho de jenipapa	269	0	25,4	0	0	5	0
Vinho de maçã	32	0	3,5	0	0	4	0
Vinho moscatel	160	0	14	0	0	7	0
Vinho nacional (média)	85	0,1	4,2	0	0	5	0
Vinho branco europeu	68	0,1	0,8	0	0	5	0
Vinho tinto europeu	72	0,2	1,7	0	0	4	0
Vinho do Porto	160	0	7	0	0	7	0
Visceras salgadas	240	36	4,2	7,7	nd	nd	0
Vitamina de frutas							
sem leite	90	0,8	20	0,8	0	nd	0
com leite	96	3,5	15	2,6	nd	nd	0
Vitela							
carne enlatada	285	20	0,5	21	111	1300	0

Alimentos (100 gramas)	Cal. (kcal.)	Prot. (grs.)	Carb. (grs.)	Gord. (grs.)	Coles (mgrs)	Sódio (mgrs)	Fibra (grs.)
carne seca	200	32	1,5	4	130	1000	0
bisteca fresca	162	18,8	0	9	82	89	0
bisteca cozida	251	32,4	0	12,5	139	95	0
bisteca assada	228	24	0	13,9	110	92	0
bisteca sem gordura	120	19,8	0	3,9	83	95	0
bisteca sem gordura, cozida	218	34,4	0	7,8	144	99	0
bisteca sem gordura, assada	177	25,7	0	7,4	115	97	0
lombo fresco	163	18,9	0	9,1	79	85	0
lombo cozido	284	30,2	0	17,2	118	80	0
lombo assado	217	24,8	0	12,3	103	93	0
lombo sem gordura	116	20,1	0	3,3	80	91	0
lombo sem gordura, cozido	226	33,5	0	9,2	125	84	0
lombo sem gordura, assado	175	26,3	0	6,9	106	96	0
paleta crua	130	19,2	0	5,2	87	91	0
paleta cozida	228	32	0	10,1	126	95	0
paleta assada	185	25,3	0	8,4	113	96	0
paleta sem gordura crua	112	19,7	0	3	86	92	0
paleta sem gordura cozida	199	33,6	0	6,1	130	97	0
paleta sem gordura assada	170	25,8	0	6,6	114	97	0
pernil fresco	117	20,9	0	3	78	63	0
pernil cozido	211	36	0	6,3	134	67	0
pernil frito	211	31,7	0	8,3	105	76	0
pernil frito, empanado	228	27,3	9,8	9,1	112	454	0,3
pernil assado	160	27,7	0	4,6	103	68	0
pernil sem gordura	107	21,2	0	1,7	78	64	0
pernil sem gordura cozido	203	36,7	0	5,1	135	67	0
pernil sem gordura frito	183	33,1	0	4,6	107	77	0
pernil em gordura frito, empanado	106	28,4	9,7	6,2	113	455	0,2
pernil sem gordura assado	150	28	0	3,4	103	68	0
filé mignon	152	19,7	0	7,8	78	76	0
filé mignon cozido	252	31,3	0	13,1	108	79	0
filé mignon assado	202	25,1	0	10,4	102	83	0

86 | Tabela de Calorias

Alimentos (100 gramas)	Cal. (kcal.)	Prot. (grs.)	Carb. (grs.)	Gord. (grs.)	Coles (mgrs)	Sódio (mgrs)	Fibra (grs.)
filé mignon sem gordura	110	20,2	0	2,5	79	80	0
filé mignon sem gordura, cozido	204	33,9	0	6,5	113	81	0
filé mignon sem gordura, assado	168	26,3	0	6,2	114	85	0
Voador (peixe)	92	21	0	0,3	nd	nd	0
Vodka	231	0	0	0	0	1	0
Waffles	293	9,3	37	10,6	0	nd	nd
Whisky	240	0	0	0	0	1	0
Xarope de milho	296	0	74	0	0	0	0
Xerelete (peixe)	99	20	0	1,5	nd	nd	0
Xixarro (peixe)	114	20	0	3,2	nd	nd	0
Zabaglione (60 grs.)	156	2	16	5	nd	nd	nd

Restaurantes de Comida Rápida

Os seguintes dados correspondem a seis conhecidas redes de restaurantes de comida rápida – Arby's, Burger King, Kentucky Fried Chicken, McDonald's, Pizza Hut e Subway – e refletem a composição dos alimentos servidos em seus estabelecimentos radicados nos Estados Unidos da América do Norte. Pode existir variação em relação aos produtos oferecidos nestes mesmos estabelecimentos, em outros países como Brasil ou Portugal.

ARBY'S

Descritivo	Peso	Cal.	Gr.	G/st.	Col.	Prot.	Carb.	Fibr.	Sód.
SANDUÍCHES DE ROAST BEEF									
Arby's com queijo Cheddar	148	368	18	6	31	18	36	2	937
Arby-Q	182	431	18	6	37	22	48	3	1231
Bacon & Cheddar de Luxo	231	539	34	10	44	22	38	3	1140
Beef & Cheddar	189	487	28	9	50	25	40	2	1216
Roast Beef gigante	228	555	28	11	71	35	43	5	1561

88 | Tabela de Calorias

Descritivo	Peso	Cal.	Gr.	G/st.	Col.	Prot.	Carb.	Fibr.	Sód.
Roast Beef júnior	126	324	14	5	30	17	35	2	779
Roast Beef normal	154	388	19	7	43	23	33	3	1009
Roast Beef super	247	523	27	9	43	25	50	5	1189
SANDUÍCHES DE FRANGO									
Filé empanado	205	526	28	5	45	28	46	5	1016
Frango Cordon Blue	240	623	33	8	77	38	46	5	1594
Dedos de Frango (2 peças)	102	290	16	2	32	16	20	0,5	677
OUTROS SANDUÍCHES									
French Dip	195	475	22	8	55	30	40	3	1411
Presunto e queijo suíço quente	263	500	23	7	68	30	43	2	1664
Philly Beef'n Suíço	294	755	47	15	91	39	48	3	2025
Presunto e queijo	169	359	14	5	53	24	34	2	1283
BATATAS									
De ondas com queijo Cheddar	120	333	18	4	3	5	40	0	1016
Fritas, de ondas	100	300	15	3	0	4	38	0	853
Fritas à francesa	71	246	13	3	0	2	30	0	114
Pastéizinhos de batata	85	204	12	2	0	2	20	0	397
Batata ao forno	326	355	0,3	0	0	7	82	7	26
Com margarina e molho azedo	397	578	24	9	25	9	85	7	209
Brócoli com batata assada e queijo	447	571	20	5	12	14	89	9	565
Batata assada de luxo	432	736	36	16	59	19	86	7	499
SOBREMESAS									
De maçã	89	330	14	7	0	4	48	0	180
De cereja	89	330	13	5	0	4	46	0	190
Bolo de queijo	87	329	23	14	95	5	23	0	240
Maltada de chocolate	340	452	12	3	36	15	76	0	341
Maltada de doce de leite	340	384	10	3	36	15	62	0	262
Maltada de baunilha	340	360	12	4	36	15	50	0	281
Polar Swirl	329	457	18	8	28	15	76	0	346
Vento Polar Swirl	329	482	22	10	35	15	66	0	521

BURGER KING

Descritivo	Peso	Cal.	Gr.	G/st.	Col.	Prot.	Sód.	Carb.	Fibr.
HAMBURGUERS									
WHOPPER	270	660	360	40	12	85	900	47	3
sem maionese	270	510	210	23	12	85	900	47	3
WHOPPER c/queijo	295	760	430	48	17	110	1380	47	3
sem maionese	295	600	280	31	17	110	1380	47	3
WHOPPER duplo	349	920	530	59	21	155	980	47	3
sem maionese	349	760	380	42	21	155	980	47	3
WHOPPER duplo c/queijo	374	1010	600	67	26	180	1460	47	3
sem maionese	374	850	450	50	26	180	1460	47	3
WHOPPER JR	158	400	220	24	8	55	530	28	2
sem maionese	158	320	140	15	8	55	530	28	2
WHOPPER JR com queijo	171	450	250	28	10	65	770	28	2
sem maionese	171	370	170	19	10	65	770	28	2
BIG KING	218	640	380	42	18	125	980	28	1
Hamburguer	120	320	140	15	6	50	520	27	1
Hamburguer c/queijo	133	360	170	19	9	60	760	27	1
Hamburguer c/ queijo e bacon	140	400	200	22	10	70	940	27	1
Hamburguer duplo com queijo	198	580	320	36	17	120	1060	27	1
Hamburguer duplo com queijo e bacon	206	620	340	38	18	125	1230	28	1
SANDUÍCHES									
Grande de pescado	252	720	390	43	9	80	1180	59	3
de frango BK BROILER	247	530	230	26	5	105	1060	45	2
sem maionese	247	370	80	9	5	105	1060	45	2
Sanduíche de frango	229	710	390	43	9	60	1400	54	2
sem maionese	229	500	180	20	9	60	1400	54	2
de frango crocante	139	460	240	27	6	35	890	37	3
sem maionese	139	360	140	16	6	35	890	37	3
CHICKEN TENDERS									
4 peças	62	180	100	11	3	30	470	9	0
5 peças	77	230	130	14	4	40	590	11	1
6 peças	123	350	200	22	7	65	940	17	1

90 | *Tabela de Calorias*

Descritivo	Peso	Cal.	Gr.	G/st.	Col.	Prot.	Sód.	Carb.	Fibr.
Batatas fritas (peq.)	74	250	120	13	5	0	550	32	2
sem sal	74	250	120	13	5	0	480	32	2
Batatas fritas (Méd.)	116	400	190	21	8	0	820	50	4
sem sal	116	400	190	21	8	0	750	50	4
BATATAS FRITAS KING									
size	170	590	270	30	12	0	1180	74	5
sem sal	170	590	270	30	12	0	1110	74	5
Aros de cebola (nor.)	94	380	170	19	4	2	550	46	4
King size	151	600	270	30	7	4	88	74	6
Pastel de maçã	113	300	140	15	3	0	230	39	2
CAFÉ DA MANHÃ									
Croissan'wich com salsicha, ovo e queijo	152	530	370	41	13	185	1120	23	1
Croisan'wich com salsicha e queijo	106	450	320	35	12	45	940	21	1
Biscuit	86	300	140	15	3	0	83	35	1
Biscuit com ovo	132	380	190	21	5	140	1010	37	1
Biscuit com salsicha	130	490	300	33	10	35	1240	36	1
Biscuit com salsicha ovo e queijo	188	620	390	43	14	185	1650	37	1
Batatas fritas	113	440	210	23	5	2	490	51	3
Cini-minis sem baunilha	108	440	210	23	6	25	710	51	1
Batatas Has Brown peq.	75	240	140	15	6	0	440	25	2
Batatas Hash Brown Grandes	128	410	230	26	10	0	750	42	
BEBIDAS									
Maltado de baunilha Pequeno	305	330	60	7	4	20	250	56	1
Maltado de baunilha Médio	397	430	80	9	5	30	330	73	2
Maltado de chocolate Pequeno	305	330	60	7	4	25	250	58	3
Adoçado	333	390	60	7	4	20	350	72	2
Maltado de chocolate Médio	397	440	90	10	6	30	330	75	4
Adoçado	454	570	90	10	6	30	520	105	3
Maltado de morango pequeno adoçado	333	390	60	7	4	20	260	72	1

Descritivo	Peso	Cal.	Gr.	G/st.	Col.	Prot.	Sód.	Carb.	Fibr.
Maltado de morango Médio adoçado	454	550	80	9	5	30	350	104	2
Coca Cola média	650	280	0	0	0	0	nd	70	0
Coca Cola diet	650	1	0	0	0	0	nd	1	0
Sprite	650	260	0	0	0	0	nd	66	0
laranja TROPICANA	295	140	0	0	0	0	0	66	0
Café	354	5	0	0	0	0	5	1	0
leite desnatado	236	130	45	5	3	20	120	12	0
COMPONENTES									
WHOPPER, carne	79	250	170	19	9	70	85	0	20
WHOPPER, pão	78	220	35	4	1	0	370	39	8
Hamburguer, carne	53	170	120	13	6	50	55	0	14
Hamburguer, pão	48	130	20	2	0	0	250	24	5
BK BROILER, frango	99	140	35	4	1	90	570	4	21
Molho BULL'S EYE	14	20	0	0	0	0	140	5	0
Ketchup	14	15	0	0	0	0	180	40	0
Molho King	14	70	60	7	1	4	70	2	0
Alface	21	0	0	0	0	0	0	0	0
Mostarda	3	0	0	0	0	0	40	0	0
Cebola		14	5	0	0	0	0	0	1
Pepinos	14	0	0	0	0	0	140	0	0
Queijo processado	25	90	70	8	5	25	420	0	0
Molho tartaro	43	260	260	29	4	20	330	0	0
Tomate	28	5	0	0	0	0	0	1	0
Bacon	8	40	25	3	1	10	170	0	3
Presunto	34	35	10	1	0	15	770	0	6
Doce de uva	12	30	0	0	0	0	0	7	0
Doce de morango	12	30	0	0	0	0	0	8	0
Molho barbacoa	28	35	0	0	0	0	400	9	0
Molho de mel	28	90	0	0	0	0	10	23	0
Molho de mel e mostarda	28	90	50	6	1	10	150	10	0
Molho rancheiro	28	170	160	17	3	0	200	2	0
Molho agridoce	28	45	0	0	0	0	50	11	0

92 | *Tabela de Calorias*

KENTUCKY FRIED CHICKEN

Descritivo	Peso	Cal.	Cal/g	Gr.	G/sat	Col.	Sód.	Carb	Fibra	Prot.
RECEITA ORIGINAL										
Asa	47	140	80	10	2,5	55	414	5	0	9
Peito	153	400	220	24	6	135	1116	16	1	29
Coxa	61	140	80	9	2	75	422	4	0	13
Sobre-coxa	91	250	160	18	4,5	95	747	6	1	16
TENDER ROAST COM PELE										
Asa	50	121	69	7,7	2,1	74	331	1	0	12,2
Peito	139	251	97	19,8	3	151	830	2	0	37
Coxa	55	97	39	4,3	1,2	85	271	1	0	14,5
Sobre-coxa	90	207	126	12	3,8	120	504	2	0	18,4
TENDER ROAST SEM PELE										
Peito	118	169	39	4,3	1,2	112	797	1	0	31,4
Sobre-coxa	59	106	50	5,5	1,7	84	312	1	0	12,9
Coxa	38	67	22	2,4	0,7	63	259	1	0	11
EXTRA CROCANTE										
Asa	55	200	120	13	4	45	290	10	1	10
Peito	168	470	250	28	7	80	930	25	1	31
Coxa	67	190	100	11	3	60	260	8	1	13
Sobre-coxa	118	370	220	25	6	70	540	18	2	19
FRANGO PICANTE										
Asa	55	210	130	15	4	50	340	9	1	10
Peito	180	530	310	35	8	110	1110	23	2	32
Coxa	64	190	100	11	3	50	300	10	1	13
Sobre-coxa	107	370	240	27	7	90	570	13	1	18
PÃO										
Biscuit	56	180	80	10	2,5	0	560	20	1	4
Pão de milho	56	228	117	13	2	42	194	25	1	3
SANDUÍCHES										
Hot Wings	135	471	297	33	8	150	1230	18	2	27
Receita original	206	497	201	22,3	4,8	52	1213	45,5	3	28,6
BBQ	149	256	74	8	1	57	782	28	2	17

Neil Stevens | 93

Descritivo	Peso	Cal.	Cal/g	Gr.	G/sat	Col.	Sód.	Carb	Fibra	Prot.
SALADAS										
De couve	142	180	80	9	1,5	5	280	21	3	2
De batata	160	230	130	14	2	15	540	23	23	4
BATATAS E ESPECIAIS										
Purê com molho	136	120	50	6	1	1	440	17	2	1
Wedges	135	180	70	13	4	5	750	26	5	5
Macarrão	153	180	70	8	3	10	860	21	2	7
VEGETAIS										
Milho	162	150	15	1,5	0	0	20	35	2	5
Feijões verdes	132	45	15	1,5	0,5	5	730	7	3	1
Feijão BBQ	156	190	25	3	1	5	760	33	6	6
Verduras variadas	152	70	30	3	1	10	650	11	5	4
TIRAS CROCANTES										
Tiras do Coronel	92	261	142	15,8	3,7	40	658	10	3	19,8
Buffalo, picantes	120	350	170	19	4	35	1110	22	2	22
Pastel de frango	368	770	378	42	13	70	2160	69	5	29

MCDONALD'S

Descritivo	Cal.	Cal/g	Gr.	G/sat.	Col.	Sódio	Carb.	Prot.
HAMBURGUER E SANDUÍCHES								
Hamburguer	260	80	9	3,5	30	580	34	13
Hamburguer com queijo	320	120	13	6	40	820	35	15
Quarterão	420	190	21	8	70	820	37	23
com queijo	530	270	30	13	95	1290	38	28
Big Mac	560	280	31	10	85	1070	45	25
Arch Deluxe	550	280	31	11	90	1010	39	28
com bacon	590	310	34	12	100	1150	39	32
Frango crocante Deluxe	500	220	25	4	55	1100	43	26
Filé de pescada Deluxe	580	250	28	6	60	1060	54	23
Filé-O-Fish	450	220	25	4,5	50	870	42	16
Frango assado Deluxe	440	180	20	3	60	1040	38	27
Batatas fritas, pequena	210	90	10	1,5	0	135	26	3
Batatas fritas, grande	450	200	22	4	0	290	57	6

94 | *Tabela de Calorias*

Descritivo	Cal.	Cal/g	Gr.	G/sat.	Col.	Sódio	Carb.	Prot.
Super size	540	230	26	4,5	0	350	68	8
CAFÉ DA MANHÃ								
Ovo McMuffin	290	110	12	4,5	235	790	27	17
Salsicha McMuffin	360	210	23	8	45	740	26	13
Salsicha c/ ovo McMuffin	440	250	28	10	255	890	27	19
Muffin	140	20	2	0	0	210	25	4
Biscuit com salsicha	470	280	31	9	35	1080	35	11
Biscuit com salsicha e ovo	550	330	37	10	245	1160	35	18
Biscuit com bacon, ovo e queijo	470	250	26	8	235	1250	36	18
Biscuit	290	130	15	3	0	780	34	5
Salsicha	170	150	16	5	35	290	0	6
Ovos mechidos	160	110	11	3,5	425	170	1	13
Batatas Hash Browns	130	70	8	1,5	0	330	14	1
Hotkakes	340	80	9	2	25	540	58	9
com margarina e mel	610	160	18	3,5	25	680	104	9
Bagel com filé e ovo	650	280	31	11	295	1300	55	36
Bagel com presunto e queijo	550	230	25	9	265	1530	55	2
SALADAS/MOLHOS								
Salada Jardim	35	9	9	9	9	20	7	2
Sala deluxe com frango	120	10	1,5	0	45	240	7	21
Croutons (saco)	50	10	1,5	0	0	80	7	2
César (ração)	180	130	14	3	20	450	7	2
Molho vinagrete sem gordura	50	0	0	0	0	330	11	0
Molho francês light (saquinho)	160	70	8	1	0	490	23	0
FRANGO E MOLHOS								
McNuggets 4 pedaços	190	100	11	2,5	40	340	10	12
McNuggets 6 pedaços	290	150	17	3,5	60	510	15	18
McNuggets 9 pedaços	430	230	26	5	90	770	23	27
Mostarda picante (saquinho)	60	30	3,5	0	05	240	7	1
Molho à barbacoa (saq.)	45	0	0	0	0	250	10	0
Molho agridoce (saquinho)	50	0	0	0	0	140	11	0
Mel (saquinho)	45	0	0	0	0	0	12	0

Neil Stevens | 95

Descritivo	Cal.	Cal/g	Gr.	G/sat.	Col.	Sódio	Carb.	Prot.
Molho de mel e mostarda	50	40	4,5	0,5	10	85	3	0
Maionese light	40	35	4	0,5	5	85	1	0
SOBREMESAS E MALTADOS								
Sorvete de baunilha (casquinha)	150	40	4,5	3	20	75	23	4
Sorvete de morango	290	70	7	5	30	95	50	7
Sorvete de caramelo	360	90	10	6	35	180	61	7
Sorvete com choc. quente	340	100	12	9	30	170	52	8
Chocolate M&M McFlurry	630	220	24	16	75	230	89	16
Oreo McFlurry	570	180	20	12	70	280	82	15
Torta de Maçã	260	120	13	3,5	0	200	34	3
Biscoito de Chocolate	170	90	10	6	20	120	22	2
Biscoitos McDonald's	180	45	5	1	0	190	32	3
Maltado de baunilha peq.	360	80	9	6	40	350	59	11
Maltado de chocolate peq.	360	80	9	6	40	250	60	11
Maltado de morango peq.	360	80	9	6	40	180	60	11
PÃO MUFFIN/DANES								
Muffin pouca gordura	300	30	3	0,5	0	380	61	6
Danés de maçã	360	140	16	5	40	290	51	5
Danés de queijo	410	200	22	8	70	340	47	7
Bolo de canela	390	160	18	5	65	310	50	6
BEBIDAS								
Leite desnatado	100	20	2,5	1,5	10	115	13	8
Suco de laranja 117 ml	80	0	0	0	0	20	20	1
Coca Cola pequena	150	0	0	0	0	15	40	0
Coca Cola diet peq.	0	0	0	0	0	30	0	0
Sprite peq.	150	0	0	0	0	55	39	0
H-C sabor laranja peq.	160	0	0	0	0	30	44	0
Guaraná Antárctica 300 ml	120	0	0	0	0	nd	30	0
Guaraná Antárctica 500 ml	200	0	0	0	0	nd	50	0
Guaraná Antárctica 700 ml	280	0	0	0	0	nd	70	0
Diet Guaraná Antárctica 300 ml	1	0	0	0	0	nd	0	0
Diet Guaraná Antárctica 500 ml	2	0	0	0	0	nd	0	0

96 | Tabela de Calorias

Descritivo	Cal.	Cal/g	Gr.	G/sat.	Col.	Sódio	Carb.	Prot.
Diet Guaraná Antárctica 700 ml	3	0	0	0	0	nd	0	0

PIZZA HUT

Descritivo	Peso	Cal.	Cal/g	Gr.	G/sat	Col.	Sód.	Carb	Fibra	Prot.
PIZZAS (porção)										
Queijo	103	309	78	9	4,8	11	848	43	3,4	14
Carne	115	347	110	12	5,7	21	943	39	3,7	16
Presunto	98	279	53	6	3,1	15	857	43	3,2	13
Pepperoni	100	301	76	8	4	15	867	43	3,2	13
Salsicha italiana	118	363	126	14	5,8	26	875	44	3,5	16
Carne de porco	116	342	108	12	5,1	20	990	44	3,8	16
Meat Lover's	121	376	134	15	6,4	30	1077	44	3,6	17
Vegetal	120	281	55	6	3	7	771	45	3,8	12
Pepp. Lover's	124	372	129	14	6,6	26	1123	43	3,4	17
Suprema	123	333	97	11	4,9	18	927	44	3,7	15
Super Suprema	131	359	109	12	5,1	23	1024	45	3,8	16
Supr. de frango	116	291	53	6	3	17	841	44	3,5	15
Taco	135	280	100	11	4,5	15	870	34	3	12
Taco sem carne	124	250	70	8	3,5	10	790	35	3	11
Taco de carne	135	270	80	8	3,5	15	870	35	3	13
Taco de frango	135	290	100	11	4,5	15	940	35	3	12
VARIADAS (porção)										
Spagh. Marinara	473	490	50	6	1	0	730	91	8	1
Spagh. c/molho de carne	467	600	120	13	5	8	910	98	9	2
Spaghetti c/ almôndegas	537	850	220	24	10	17	1120	120	10	3
Massa Cavatini	357	480	130	14	6	8	1170	66	9	2
Suprema	396	560	170	19	8	10	1400	73	10	2
Sanduíche de presunto e queijo	276	550	190	21	7	22	2150	57	4	33
Sanduíche Supremo	292	640	250	28	10	28	2150	62	4	34
Asinhas Búfalo	84	200	110	12	3,5	150	510	1	0	23
Picantes	87	210	110	12	3	130	900	4	1	22

Pão de alho (1)	37	150	70	8	1,5	0	240	16	1	3
Fatia de pão	38	130	35	4	1	0	170	20	1	3
Com molho	34	30	5	0,5	0	0	170	5	1	1

SUBWAY

Descritivo	Peso	Cal.	Prot.	Carb.	Gr.	Cal/g	G/sat	Col.	Sód.	Fibr.
SANDUÍCHES DELI STYLE										
Atum	169	257	12	37	8	76	1	16	627	1
Bologna	162	283	11	37	10	98	3	19	785	1
Peru	171	227	13	37	4	36	0	13	678	1
Roast Beef	171	236	14	37	4	36	0	13	678	1
SUPER SUBS DE 6 POLEGADAS										
Super frio	324	517	29	47	24	220	8	93	2289	3
Super clássico Italiano	325	668	33	47	39	354	14	104	2576	3
Super Subway club	325	377	32	48	7	59	2	52	1895	3
S. Peito de peru	296	333	26	47	4	40	2	40	1758	3
Super peru e presunto	296	343	27	47	6	50	2	45	1929	3
Super presunto	296	354	27	47	7	60	2	50	2101	3
Super roast beef	325	444	18	58	15	137	3	27	1486	5
Super Atum	325	525	27	46	26	233	5	64	1303	3
S/ peito assado	325	453	44	49	9	82	3	96	1351	4
Super almôndegas	353	594	30	58	27	247	11	70	1468	7
S/ filé c/ queijo	347	495	39	50	17	150	8	75	1739	5
SANDUÍCHES QUENTES DE 6 POLEGADAS										
Subway Melt	259	370	23	46	11	98	5	41	1619	3
Filé c/ queijo	265	363	24	47	10	88	4	37	1160	4
Almôndegas	268	413	19	50	15	136	6	35	1025	5
Peito assado	254	342	26	46	6	54	2	48	966	3
SALADAS										
Atum	330	198	11	11	12	111	2	32	669	1
Mariscos e caranguejo	330	157	7	17	7	63	1	14	761	2
Clássica italiana	330	193	12	12	12	104	4	47	1162	1
Subway melt	335	190	16	12	9	79	4	41	1346	1

98 | *Tabela de Calorias*

Filé e queijo	341	182	17	13	8	69	4	37	887	2
Almôndegas	344	343	13	17	13	118	5	35	751	3
Veggie Delite	259	51	2	10	1	7	0	0	308	1
Peito de peru	316	101	11	12	2	14	0	20	896	1
Peru e presunto	316	107	11	11	2	19	1	23	982	1
Presunto	316	112	12	11	3	24	1	25	1068	1
Roast Beef	316	115	12	11	3	25	1	20	654	1
Subway club	330	123	14	12	3	24	1	26	965	1
Peito assado	330	162	20	13	4	35	1	48	693	1

PESO IDEAL (KG) DE ACORDO COM A ALTURA E ESTRUTURA ÓSSEA (MULHERES)

Altura (cm)	Estrutura óssea magra	Estrutura óssea normal	Estrutura óssea robusta
148	42,2 - 45,0	44,0 - 49,1	47,6 - 54,5
149	42,5 - 45,6	44,3 - 49,6	48,0 - 55,1
150	42,9 - 46,1	44,7 - 50,2	48,4 - 55,6
151	43,2 - 46,6	45,3 - 50,7	48,9 - 56,1
152	43,6 - 47,2	45,8 - 51,2	49,4 - 56,7
153	44,1 - 47,7	46,3 - 51,8	50,0 - 57,2
154	44,6 - 48,2	46,9 - 52,3	50,5 - 57,8
155	45,1 - 48,8	47,4 - 52,8	51,0 - 58,3
156	45,6 - 49,3	47,9 - 53,4	51,5 - 58,8
157	46,2 - 49,8	48,4 - 53,9	52,1 - 59,3
158	46,7 - 50,4	49,0 - 54,5	52,6 - 59,9
159	47,1 - 50,9	49,5 - 55,0	53,2 - 60,4
160	47,8 - 51,4	50,1 - 56,2	53,7 - 61,0
161	48,4 - 52,0	50,6 - 56,2	54,2 - 61,7
162	48,9 - 52,5	51,2 - 57,0	54,8 - 62,4
163	49,4 - 53,1	51,7 - 57,7	55,4 - 63,1
164	50,0 - 53,6	52,2 - 58,4	56,1 - 63,9
165	50,5 - 54,1	52,8 - 59,1	56,9 - 64,6
166	51,0 - 54,8	53,5 - 60,0	57,5 - 65,3
167	51,6 - 55,5	54,2 - 60,9	58,3 - 66,0

Altura (cm)	Estrutura óssea magra	Estrutura óssea normal	Estrutura óssea robusta
168	52,2 - 56,2	54,9 - 61,7	59,0 - 66,7
169	52,9 - 57,0	55,6 - 62,4	59,7 - 67,4
170	53,6 - 57,7	56,3 - 63,1	60,4 - 68,1
171	54,3 - 58,4	57,0 - 63,8	61,1 - 68,8
172	55,0 - 59,1	57,7 - 64,5	61,8 - 69,5
173	55,7 - 59,8	58,5 - 65,3	62,5 - 70,3
174	56,5 - 60,5	59,2 - 66,0	63,3 - 71,0
175	57,2 - 61,2	59,9 - 66,7	64,0 - 71,8
176	57,9 - 62,1	60,6 - 67,4	64,7 - 72,5
177	58,6 - 63,0	61,3 - 68,0	65,4 - 73,4
178	59,3 - 63,8	62,0 - 68,8	66,1 - 74,3
179	60,0 - 64,6	62,7 - 69,5	66,8 - 75,2
180	60,7 - 65,3	63,5 - 70,3	67,5 - 76,1
181	61,5 - 66,0	64,2 - 71,0	68,3 - 77,0
182	62,2 - 66,7	64,9 - 71,7	70,0 - 77,9
183	62,9 - 97,4	65,6 - 72,4	69,7 - 78,8
184	63,6 - 68,1	66,3 - 73,8	70,4 - 79,7
185	61,3 - 68,8	70,0 - 73,8	71,1 - 80,6

PESO IDEAL (KG) DE ACORDO COM A ALTURA E ESTRUTURA ÓSSEA (HOMENS)

Altura (cm)	Estrutura óssea magra	Estrutura óssea normal	Estrutura óssea robusta
157	50,7 - 54,4	53,5 - 58,4	57,1 - 63,9
158	51,3 - 54,9	54,0 - 60,1	57,6 - 64,4
159	51,8 - 55,4	54,5 - 56,8	58,2 - 65,0
160	52,4 - 56,0	55,1 - 60,5	58,7 - 65,5
161	52,9 - 63,5	55,6 - 61,1	59,2 - 66,2
162	53,4 - 57,1	56,1 - 61,6	59,8 - 66,9
163	54,0 - 57,6	56,7 - 62,1	60,3 - 67,7
164	54,5 - 58,1	57,2 - 62,7	60,9 - 68,4
165	55,1 - 58,7	57,8 - 63,2	61,4 - 69,1

100 | *Tabela de Calorias*

Altura (cm)	Estrutura óssea magra	Estrutura óssea normal	Estrutura óssea robusta
166	55,6 - 59,4	58,3 - 63,9	61,9 - 69,8
167	56,1 - 60,1	58,8 - 64,6	62,5 - 70,5
168	56,7 - 60,8	59,4 - 65,3	63,1 - 71,3
169	57,4 - 61,5	60,1 - 66,0	63,8 - 72,2
170	58,1 - 62,2	60,9 - 66,8	64,5 - 73,1
171	58,8 - 62,9	61,6 - 67,6	65,3 - 74,0
172	59,6 - 63,6	62,3 - 68,5	66,2 - 74,9
173	60,3 - 64,4	63,0 - 69,3	67,1 - 75,7
174	70,0 - 65,1	63,7 - 70,1	67,8 - 76,4
175	61,7 - 65,8	64,4 - 70,8	68,5 - 77,1
176	62,4 - 66,6	65,1 - 71,5	69,2 - 77,8
177	63,1 - 67,5	65,9 - 72,2	69,9 - 78,6
178	63,8 - 68,4	66,6 - 73,0	70,6 - 79,3
179	64,6 - 70,1	67,3 - 73,8	71,4 - 80,2
180	65,3 - 69,8	68,0 - 74,7	72,1 - 81,1
181	66,0 - 70,5	68,7 - 75,6	72,9 - 82,0
182	66,7 - 71,2	69,4 - 76,5	73,8 - 82,9
183	67,4 - 72,0	70,1 - 77,4	74,7 - 83,8
184	68,1 - 72,7	70,9 - 78,3	75,4 - 84,7
185	68,8 - 73,4	71,6 - 79,2	76,1 - 85,6
186	69,6 - 74,2	72,3 - 80,1	76,9 - 86,4
187	70,3 - 75,1	73,0 - 81,0	77,8 - 87,3
188	71,0 - 76,0	73,7 - 81,9	78,7 - 88,2
189	71,7 - 76,7	47,6 - 82,8	79,6 - 89,1
190	72,4 - 77,4	75,5 - 83,7	80,5 - 90,0
191	73,1 - 78,1	76,4 - 84,6	81,3 - 90,9
192	73,8 - 78,8	77,3 - 85,5	82,0 - 81,8
193	74,6 - 79,5	78,2 - 86,5	82,7 - 92,7
194	75,3 - 80,5	79,1 - 87,4	83,4 - 93,8
195	76,0 - 81,2	78,0 - 88,3	84,2 - 94,7